JN132374

続・スピリチュアルケアを語る

――医療・看護・介護・福祉への新しい視点

窪寺俊之・平林孝裕［編著］

関西学院大学出版会

続・スピリチュアルケアを語る

――医療・看護・介護・福祉への新しい視点

目次

読者の皆さんへ

数年前、『スピリチュアルケアを語る』を出版した時、医療、看護、介護、福祉などに関わる方々が読んでくださり、版を重ねました。この本は、医療の現場でチャプレンやビハーラ僧を経験した者が、スピリチュアルケアの本体を明らかにしたいと議論を重ねた中での成果でした。それ以後、スピリチュアルケアへの関心は深まり、議論の輪が広がり、昨年、日本スピリチュアルケア学会が立ち上がりました。今後は、臨床現場からの発言が活発に出されて、よりよいケアに向けての多角的研究も盛んになるでしょう。

今回の『続・スピリチュアルケアを語る』は、前書に加えて、新たに三人の研究者と実践家が加わり、それぞれの立場から問題を深めてくださいました。立場、関心、学問領域、宗教などの違いがあることで、スピリチュアルケアの理解、問題点の捉え方、分析方法などが異なっています。どの論文も非常に示唆に富むもので、スピリチュアルケアの水平線を広げる貴重な提言になっています。

今回もいろいろの立場の方々に読んで頂ければ幸いです。また、読者の方々からいろいろご感想、御意見をいただけると幸です。

窪寺俊之（関西学院大学神学部教授）

自己とスピリチュアリティ

窪寺俊之

一　方法論

今日のテーマは「自己とスピリチュアリティ」です。「自己」という問題と「スピリチュアリティ」という二つのテーマが掲げられています。この二つのテーマについては色々な扱い方があると考えられます。「自己」を扱おうとすれば心理学、精神医学などのテーマです。スピリチュアリティは宗教学とか人類学の問題であるかと思います。色々な方法があるわけですけれども、私は「臨床的方法」という手法を用いて話を進めます。

「臨床的方法」とはあまり聞きなれない方法でしょう。たぶん皆さんも何を言おうとしているのか分からないかもしれませんが、こういうことを考えて頂いたら宜しいかと思います。医師が患者さんを診るような状況です。その際、大切なことがいくつかあります。第一番目は、患者さんと直接、顔と顔を合わせて診ることです。このことは患者さんを診察するには非常に重要なことです。最近よく言われていることですが、医師が検査データだけを見て判断し、直接、患者の顔をしっかり見ないと批判されています。それは、まさに問題で、医師が患者の顔をしっかりと見ることは非常に重要なことです。ですから直接、見るということが今日の一つのテーマです。第二番目は、病気を正しく診断することです。その際にもデータばかりに頼るのではなしに、患者さんの顔色を見るということ、あるいは身体を触ってみるということが非常に重要なことです。そのことが良い医師になるための必要条件といえるでしょう。第三番目は医学的検査結果や面談の結果を元にして適切な治療を施すことです。ところが治療をする際、どんなに高い医療技術を駆使しても、あるいは最良の薬を用いてもそれだけでは医療として十分ではありません。何故、十分ではないのでしょう。検査データや投薬だけの医療は、病気を診ることはできますが、人間である患者を診ることは出来ません。大切なことは生きている人間を診なくてはならないということです。患者に信頼されて、患者から生きる意欲を引き出せるような医師こそ本当の医師ではないでしょうか。それはその医師の単なる技術ではなく、その医師の生き方と深く関わってくるということになります。

以上のようなことから分かるのは臨床的方法というのは、次のような方法だということです。それは、第一番目は、自分の研究の場を、臨床において直接に人と出会う場とすることです。第二番目は、臨床の場で人が何に苦しんでいるかということをしっかり掴むということです。第三番目は、苦痛の本質を見極めて、その人から生きる力を引き出す方法を考えてみるということです。その際に問題になるのは、その人自身、つまり今日のテーマである「自分のスピリチュアリティ」ということを真剣に考えなければならないことです。

私が今日、使おうとしている「臨床的方法」は、厳密な学問的手法からすると少し厳密さや学問性に欠けるというご批判を受けるかもしれません。しかし、そのことをあえて承知しながら、人との関わり合い方をとおして、自分のスピリチュアリティをどう生きるか、という視点で、今日の講演をします。

二　現代社会と自己

最初のテーマは「現代社会と自己」です。現代社会に私たちが身を置くとどういうことが見えてくるでしょうか。臨床の場に身を置いて見えてくるものは、実は私たちにとって非常に心の痛む現実です。たとえばモラルを失った政治的社会的状況、冷え切った人間の愛、あるいは崩壊した家庭生活、その中で沢山の方々が心を痛めています。例えば、私たちが想像もできなかった、親が子どもを殺すとか、子どもが親を殺すことが現実に起きています。あるいは、子どもたちが学校に行くことが出来ないで、家に引きこもっているという状況があります。また、人を殺して平気で居られる人間のありかたがあります。それはまさに私たちにとって心の痛む状況です。こうして人間が人間を信頼できない、生きる意欲を失って遂には自分を失っているような状況が私たちの周りにいっぱい広がっています。これらの問題にはもちろん政治や経済が大きく関わっていますし、学校教育や地域などの社会教育にも大いに責任があります。しかし、同時にそれだけでは解決できるものではなく、人間が生きる支えとなる規範や倫理、さらには宗教などが深く関わっていることでしょう。

ところが、残念ながら宗教が社会的な影響力を段々失いかけているというのが現在の状況です。既存の宗教への不信が蔓延しています。特に、一九九五年に起きたオウム真理教の事件は私たちに宗教に対する大きなショックを与えました。あるいは米国の９・11事件は私たちの宗教への期待とか意味を失わせてしまう結果になったのではないかとみています。その結果、既存の宗教から人々は離れてしまいました。では宗教なく生きていけるかというとそれはできないのです。宗教を失うと魂の問題をどこにも持っていかれません。あるいは、生きる意味や死後のいのちの問題など宗教的問題の解決のめどが立たない状況になりました。そういう精神状態の中で現代人は魂の問題をスピリチュアルな事柄へ移動させていると私はみています。

かつては、宗教は意味をもっていました。また人々は自分の人生に頼るべきものや、恐るべきもの、あるいは自分が畏敬するものを持っていました。ところが今はそういうものを失いかけています。宗教がもつ絶対性、排他性、あるいは独善性というものが現代人から嫌われていると感じます。宗教は自分の宗教を絶対化するところがありますし、それ故に排他的なところもあります。現代人はそういうものを毛嫌いして、むしろ自分の個人的な問題として魂の問題を考えようとします。魂の問題はスピリチュアルな事柄に移っています。

スピリチュアリティの特徴は、魂の問題を個人のレベル、あるいは個人の主体的選択のなかで解決しようとしていることだと思います。スピリチュアルな関心は、音楽、絵画、小説、建築など、現在は非常に幅広い領域に及んでいます。皆さんがＣＤショップに行けばたくさんの癒し系の音楽を聴けますし、書店に行けばスピリチュアル・ヒーリングなどといわれる書物がたくさん並んでいます。そこで人々は何を求めているのでしょうか。何を人々は心から探しているのでしょうか。複雑な人間関係で傷ついた心を癒されたい、あるいは、競争社会の中でいつ失職するか分らない、といった不安定さのなかで、強く自分を支えてくれるものを求めています。意味がないと思える「生きること」に意味を見出したい、と叫び声をあげているように聴こえます。傷ついた家族を抱えている方もたくさんいます。そして、その傷ついた家族を救うことのできない自分の無力さを沢山の人たちが抱えています。自分自身も深く傷を負いながらも、なんとか耐えているというのが現代人の姿のように思います。そんな中で人生の傷を癒してくれるものや、人生の土台を見つけ出したいと思っています。あるいは、自分の生きる意味を見つけ出したいと願っているように聴こえます。それらは癒しの問題ですし、スピリチュアルな問題と言えるでしょう。

本来的な自己を見つけ出すこと、納得のいく自分の人生の目的や存在の価値を見出すこと、あるいは本当の人間関係を作るための生き方は何か、と考えるならば、それは「失われた自己の回復」ということに帰結するのではないでしょうか。そしてその解決の道を単なる能力開発や人間関係のセミナーではなくて、もう少し深いものとして、魂の問題、あるいは魂の癒しの問題として解決しようとしているのが現代の状況ではないでしょうか。

三　スピリチュアリティ

さてスピリチュアリティということは、どういうことなのでしょう。臨床の場から見えてくるその一つひとつの出来事の中にある本質的な問題が、スピリチュアルな問題、魂の問題だと思います。

スピリチュアリティの問題についてですが、皆さん方もよくご存知でしょうが、ＷＨＯが健康の概念の見直し作業をしたことがあります。執行理事会が準備をしまして、一九九五年五月の第五二回総会で採択される予定になっておりました。ところがまだその問題を出すには時期尚早という結論になって、この議題は現在は、総会に提出されないで議長預かりという形になっているようです。当時、議長をされた方にお会いした時に、次は、いつごろ出るのかと聞きましたところ、たぶん一〇年先ぐらいでしょうということでした。ですから健康の概念については、一〇年先くらいにならないと再度の見直しにはならないようです。しかし、健康に関する問題としてスピリチュアル・ウェルビーイング（Well-being）というテーマが総会に出るということになったことで、スピリチュアリティに対する社会の関心が非常に高まったといえます。

ところが、実はスピリチュアリティの問題については、一九九五年以前からある領域では問題になっていました。それはホスピスという死に直面する人たちへのケアをするところにおいてでした。一九六七年に近代ホスピスを創設したシシリー・ソンダース医師がホスピスでのスピリチュアルケアの重要性を指摘しておられます。

では、スピリチュアリティとは、どのようなことなのでしょうか。魂の問題というけれども、具体的に言えばどんな問題なのか、ということが大きな課題です。スピリチュアリティはご存知のように「スピリット」という言葉から出ていますが、これはラテン語の「スピリタス」からきている言葉です。「スピリタス」の元義は「風」とか「息」とかという意味です。ところがスピリチュアリティを辞書で引いてみますと「精神的」「内面的」「崇高なもの」などという訳が出てきます。また、スピリチュアルという形容詞を引いてみますと「精神の」とか「心霊の」とか「宗教的な」などという訳が出てきます。このようにスピリチュアリティという言葉は実は非常に広い意味をもつ言葉です。これを「霊的」という日本語に訳すと、お化けが出てくるような感じがして、よく意味がつかめません。それからこの言葉を使う人によって非常に違うニュアンスをこめて使われるという問題があります。そのためにこの言葉の意味が混乱しているのが実情だと思います。そこで、それぞれの言葉がどんな方々によって使われているかということをみてみたいと思います。

スピリチュアリティ理解の多様性

スピリチュアリティは、昔から宗教家たちが使っていた言葉だと思います。宗教的な関心でいいますと「聖なるものとの合一感」とか、「超越的存在との出会い」というような意味合いでつかいます。しかし現在では、宗教者はもちろんのこと、もっと広い分野の人たちが関心をもっています。たとえば哲学者たちが関心をもっています。その人たちはスピリチュアリティを「生きる意味」の問題として考えています。あるいは民俗学者たちも関心があります。この領域の方々は、民族がもっている独特の「人生の基盤」として考えています。文化的な関心もあります。たとえば非常にスピリチュアルな音楽、絵画、小説などがあります。音楽のもつ深い崇高性にふれる癒しもあります。目に見える世界ではなくて、もっと純粋な真理に癒されることを人々は求めています。社会学的な関心でいえば、社会の中での自己のアイデンティティの問題として考えています。私は数年前、アフリカでの学会に行ったことがあります。その発表の中でアフリカン・スピリチュアリティという言葉を初めて聞きました。そのときは、アフリカン・スピリチュアリティを理解できませんでした。というのは私のスピリチュアリティに関する理解は、宗教学的意味で考えていたからです。私はタテの関係、つまり神様との出会いという中でのスピリチュアリティをイメージしていたのです。ですから、その方々がアフリカン・スピリチュアリティと言ったとき、私の考え方では、それを理解できなかったのです。ところが話を聞いているうちにわかってきたことは、アフリカ人のアイデンティティという意味で使われていることに気がつきました。スピリチュアリティという一つの言葉が、それぞれの状況の中で非常に広い意味をもっているのです。場合によっては、理解できないような状況も出てくるということになります。

たとえば、心理学的に言えば、スピリチュアリティというのは心の深みにふれる安堵感かもしれません。あるいは、非常に深い開放感かもしれません。つまり、自分が執着しているものから解放されて、大きなものに包まれているような実感というものをスピリチュアリティという言葉で表現する場合もあります。生き生きとした自分を取り戻すことをスピリチュアルな体験という言葉で表現するかもしれません。あるいは、医療や看護面の理解では、不安や死の恐怖からの解放という意味合いで使われています。つまり、スピリチュアリティの概念が非常に広い幅をもった言葉として使われているということです。

スピリチュアリティに、非常に多くの方々が関心をもっていまして、それぞれの理解の仕方が異なります。しかし実は、それぞれ異なっているように見える中に、共通点もあります。それは、人間を水平的な関係〝わたしとあなた〟という軸だけで考えるのではなくて、垂直的な関係で、捉えようとするところは、共通しています。水平の相対的関係だけでなくて、自分を超えた超越的なものとの関わり合いの中で理解しようとすることです。もう一つは、自分の中にある究極的自分と出会うことです。超越性とは自己の外側に超越的な他者を見て、それとの関係の中で自己を捉えようとする人間理解です。このような超越的他者との関係ができることで、生きるための土台や、自分の生きるための枠組みが出来てきます。これに対してもう一つの究極的な理解というのは自分と思っている内側に、もう一人の自分、もっと深い自分を見出すことです。内的自己との関わりが実存的な意味で、生きる意味を与えてくれます。自分の本当の生きる意味は何かという問いは、自分の内側の自分に出会うことで気づくことではないでしょうか。人間は外的他者（超越的他者）と、もう一つの自分の中にある究極的な自己と出会うことによって、自分の生きる根拠を掴もうとしていると私はみています。

このようなスピリチュアリティは、感覚とか、信念とか、あるいは神との出会いの体験として捉えられると感じています。さらなるもう一つ「機能」として働いているのではないかとも考えます。人間の中に「機能」として組み込まれているのではないか、と私は考えています。スピリチュアリティは日常性で満ちた生活が、愛する者の死や、自分の病の発見という事態になって、自分自身を支えていたものが崩れ去る危機を迎えた時に覚醒し始めます。その覚醒したスピリチュアリティは揺れ動く自己に、新たな存在の枠組みや生の意味を与える自己防衛的機能（self defense mechanism）として働くのではないかとみています。

つまり、スピリチュアリティというのは、人間が生まれたときから私たちの一人ひとりの中に組み込まれていて、自己保存的、自己防衛的な機能として働いてきたと考えています。

スピリチュアリティの理解方法

それでは、スピリチュアリティは、どのようにして体験できるのでしょうか。一つは「感覚」としてのスピリチュアリティです。感覚として、私たちが普段気付かなかった向こう側に何かを気付くことがあります。その瞬間に別の世界が見えてくるという経験をします。あるいは、その瞬間に自分の人生の意味に気付くということがあります。それはまさに感覚としてのスピリチュアリティと言えるかもしれません。ときには、スピリチュアリティというものを「聖さ」として経験することがあります。それは、私たちの中に無いもっと大きな、たとえば「聖なるもの」と出会うような体験です。そのとき霊的な世界を見た、というような感じになります。そういう経験を私たちは、スピリチュアルな体験と言っています。もう一つは、「生きる根拠、土台、枠組み」としてのスピリチュアリティです。生きるために私たちは精神的「土台」が必要です。あるいは「枠組み」が必要です。そしてその枠組みも相対的な関係の枠組みではなく、もっと普遍的な枠組みの中で自分を位置付けて、「自分のいのち」の意味を見出すことがスピリチュアリティの機能ではないかということです。さらなる一つは先ほど言いました「アイデンティティ」としてのスピリチュアリティです。つまり、自分をしっかり掴むためには超越的視点からの把握が必要なのです。

以上のように、大ざっぱに分類しても、四つの体験のしかたがあるようです。特に私は、「生きる土台、枠組み」としてのスピリチュアリティと「アイデンティティ」としてのそれの二つの問題が、現代の問題と深く関わっているとみています。今日の魂の問題は、人が生きることを支える精神的根拠や土台が崩壊していて、自分を規定するものが失われているためだと考えます。現代人がスピリチュアリティに関心をもっている理由は、自分の生をしっかりと「位置づけるもの」や「意味付けるもの」を求めているからと言えます。人生の先行きが見えないのも、また、生きる意欲が湧いてこないのも、また、将来の夢や希望が見出せないのも、それは自分のスピリチュアリティが機能していないためだと言えます。それはスピリチュアルな問題と真剣に向き合って来なかったということに原因しているのかもしれません。スピリチュアリティは、人間の中に組み込まれた仕掛けのようなもの、つまり生得的に持っているものです。だから、それぞれがスピリチュアリティを大切にしなければならないのです。人間が危機に直面した時にも、人間らしく、自分らしく生きたい、あるいはそのように生きるために、スピリチュアリティは機能します。しかし同時に、このスピリチュアリティというものは、学習によって身につくものとも考えています。それぞれが持っているスピリチュアリティという可能性が社会や文化によって育てられていくのです。

四　私たちが問われていること

スピリチュアリティの問題を私たちは自分の問題として真剣に考えなければなりません。同時に、現代人のもっているスピリチュアルな問題に積極的に関わろうとするならば、自分のスピリチュアリティについて考えてみなくてはなりません。特に私たち、この神学部に集う者は、このスピリチュアリティに関わらなければならないでしょう。もちろんスピリチュアリティに関心を持ってこの神学部においでになった方がたくさんおられるに違いありません。自分の人生をどう生きるのか、あるいは自分に背負わされた重荷とどう自分が関わっていくのか、ということを真剣に考えて、この神学部においでくださった方もたくさんおられるに違いありません。だからこそ自分のスピリチュアリティについて、真剣に考えなければならないし、そのスピリチュアリティがどのような形で形成されるのかということに関心を持たなければならないと思います。

ここに四つのスピリチュアリティ形成要因があることをあげさせていただきます。第一番目は、生まれた国、時代、風土あるいは文化的環境などの要因が非常に大きく影響してくるとみています。この風土や時代は私たちの無意識に影響を与えてスピリチュアリティを形成する大きな要因になっているのではないでしょうか。戦争を体験したり、あるいは災害を経験したりした方々がその経験から得た人生観というものは、その方の人生に将来ずっと大きな影響力を与えていくに違いありません。ですから、どのような文化、どのような風土、どのような時代、どのような国に生まれたかということは、スピリチュアリティに大きな影響を与えています。

第二番目は、人生の中でどういう人に出会ったかということが、スピリチュアリティを形成する大きな要因になっていると思います。どのような人と、どのような人間関係を持つか、ということです。ある人は非常に愛されて、幼いときを過ごしたかもしれません。その人は他人を愛すること、信頼することが困難でないかもしれません。しかし今日のように、ＤＶ（ドメスティック・バイオレンス）をうけているとか、家庭が崩壊した中で育った人たちは、人間への不信感によってどうしても人を信じられないことがあるかもしれません。この事から分かることはその方を支える土台は育った人間関係と非常に関わっていることになります。

第三番目は、非常に意図的な要因です。私たちは人生の意味や困難の意味について悩む時があります。そのときに出会う哲学や思想が私たちに大きな影響を与えます。今日ここにおられる若い方々は、おそらく自分の人生について思い悩み、この神学部に来られたと思います。私たちは、自分はなぜこの親を持たなければならなかったのか、あるいは、なぜ自分の能力はこれしか無いのか、としばしば悩みます。人生が不合理だ、不条理だと思うことでしょう。人生に腹を立てることもありましょう。人生がよくわからないと言って死を選ぶ人もいます。そのときに出会う哲学や思想や神学は、私たちに大きな影響を与えるに違いありません。それは私たちの深いところで、スピリチュアリティを作っていくでしょう。その人のもっとも深い生き方や人生観を作ります。

第四番目は、宗教や信念などで、さらに意図的です。そして、これらは私たちのスピリチュアリティに非常に大きな役割を果たします。ここで、先にあげた三つのスピリチュアリティとこの第四番目のスピリチュアリティの違いを私は次のように考えています。生まれつき身につけたスピリチュアリティも、あるいは人との関係の中で得たものも、あるいは哲学や思想の中で得たスピリチュアリティも、それは自分が身につけて得るものです。ところが第四番目のスピリチュアリティの特徴は、最後は自分がもっている自分自身を手放さなければならないということです。自分をいったん手放すことで得ることの出来るスピリチュアリティなのです。だから宗教に入信する難しさは、自分を捨てて、信じるという点です。しかし、それは同時に、誰の人生にも開かれているものです。

これらの四つの要因が、総合的に私たちのスピリチュアリティを形成し、人生観・価値観・世界観を形成し、人生の危機に直面したときに人を支える基盤や枠組みを形成していると考えられます。現代社会は理性や知性が優先し、見えないものを感じとる感性の働きが昔の人の何十倍も落ちていると言えるでしょう。更には、目に見えないものを信じる能力はどんどん私たちから枯渇しています。スピリチュアルな能力とは、見えない世界に意思や生命の息吹を感じることであり信じることであり、将来に向かって、もっと幻や夢を見ることのできる能力ではないでしょうか。実は、現代人のスピリチュアリティの問題に関わろうとすると、自分自身のスピリチュアリティの貧弱さに気付き、愕然とします。死を前にした人に向きあって、私たちはしばしば慰めも希望も与えられない自分に突きあたります。病院で愛する人を失い、心を痛めてそこにひざまずいている人に会います。失意のどん底にある人には、この地上での希望や助けだけでは力になれません。スピリチュアルな助けがどうしても必要です。私たちがまさに自分の問題として自分のスピリチュアリティの問題を真剣に問うてみる必要性が出てくるのです。先ほど言いましたようにスピリチュアリティの問題は人生に関わる非常に深い問題です。私はここでその全てに触れることが出来ません。そこで、自分のスピリチュアリティに大きな影響をあたえたキリスト教が、どのような影響を私に与えたかについて、語ります。

五　私のスピリチュアリティとキリスト教

今日、私はここに聖書から三つの箇所を選びました。

一つ目の箇所はパウロの言葉ですが、ローマ人への手紙の七章一五節に「私は自分のしていることが分からない。なぜなら、わたしは自分の欲する事は行わず、かえって自分の憎む事をしているからである」と書かれています。このパウロの言葉を読むたびに、私の心にこの言葉はつき刺さってきます。同時に、そう告白せざるを得なかったパウロの苦しみや痛みを感じます。ここにはパウロの嘆きがあり、呻き声が聞こえてくるようです。パウロという人は、当時の最高の学問を学び、厳しい戒律に従って生きたにもかかわらず、自分の願いと異なることを行う自分自身に絶望しています。パウロにとっての問題は「私は自分のしていることが分らない」と告白したところです。「自分は人間失格です」という意味だと思います。私たちは、この人間失格の自分と縁を切って生きることが出来るのでしょうか。残念ながら私たちは、人間失格の自分と付き合うことでしか生きられない現実があります。それはまさに生きることが重荷であり、生きることに運命付けられた人間の悲しみです。私の中にもパウロと同じ嘆きがあり、パウロのこの嘆きが私に響いてきます。私の中にも、誰よりも自分の利益を優先する欲望が働きますし、弱い自分を正直に裸にできない高慢さが満ちています。その誠実でない自分をみるとき、自己嫌悪に陥っていきます。にもかかわらず、それでも、その自分を背負うしか生きられない現実があります。パウロは、その解決方法が自分の中に無いと告白します。それが、パウロがみた自分自身ですし、実は私の人生でもあります。その重い自分を背負ってしか人間は生きられない。おそらく皆さんの中にもパウロと同じような経験をしてこの神学校で答えを見出したいと思った方がいるにちがいありません。その方がこの神学校で、先生方の教えや勉強の中から何らかの答えを見出すことができると私は信じています。確かに私たちが背負っていかなければならない自分自身の十字架を負いながら、そこにしか生きられないという現実の前で私たちはしばしばたじろぎます。パウロの嘆きと無力感こそ、私自身の生きる根底にあるスピリチュアリティの問題だと思うのです。

次にヨハネによる福音書八章一―十一節に、姦淫を犯した女性に対するイエス様の姿が記されています。姦淫を犯した現行犯で捕まった女性です。現行犯ですから逃げられません。女性は、捕まっていつ殺されるかと怯えており、その心は凍りついていたに違いありません。胸は締めつけられて、ただイエス様だけが頼りです。この女性の姿は、私自身と重なります。いつ神様に訴えられても仕方がない、そういう自分自身が居ます。この女性とイエスを囲んで回りには興味本位で何が起こるのかと物見遊山に眺めている人たちがいました。また、そこには姦淫の女を捕まえてきた律法学者たちがいます。律法学者たちは、イエスを訴えるだけではなく、この女性に「お前は死んでも当然だ」という冷淡な声を送っています。イエス様は下を向いて地面に何かを書いておられます。そのイエス様のお姿は、冷静に律法学者たちの心の中を見通している姿としてうつってきます。イエス様が見ておられたのは、人の罪を責めたてる律法学者の心の中です。人の罪を責めて、自分の罪を見ようとしない律法学者たちの高慢さをイエス様はわかっておられました。同時に、傷ついた女へのいたわりの言葉「わたしもあなたを罰しない。お帰りなさい。今後はもう罪を犯さないように」は、あなたはもう十分に裁かれたというイエス様のいたわりの声として聞こえてきます。その声は心に染み込んできます。姦淫の罪を犯し、目先が真っ暗だった女を裁くのではなく、なお生きることへと押し出してくださるイエス様の愛と期待がひしひしと伝わってきます。イエス様はこの女性になお期待して、生きることを許して下さいます。イエス様の眼差(まなざし)の暖かさが、うずくまる彼女を後ろから押し出します。イエス様の赦しと期待に心打たれます。弱い人に追い打ちをかけるようなことはせず、未来を開いて優しく希望を指し示して下さっています。このような愛が彼女のスピリチュアリティを覚醒し、生きる力を甦らせてくれました。

最後のマタイによる福音書六章二十五―三十五節には、イエス様の自然を見るおおらかさが記されています。「空の鳥を見るがよい。まくことも、刈ることもせず、倉に取り入れることもしない。それだのに、あなたがたの天の父は彼らを養っていてくださる」と書いてあります。ここには、イエス様の自然との交わり方が記されています。ゆったりと生きる空の鳥や、美しく咲く野の花にイエス様が接して、美しさに感動し、その美しさやおおらかさの背後にいのちへの神の愛をみています。イエス様は太陽の温もりや風の音を肌で感じ、心地よい感動を感じる鋭い感覚をもって自然と共に生きていた、と見てとれます。ここにはイエス様の豊かな感性が十分に読み取れます。鳥が大空を飛ぶ姿や、野原に生き生きと咲く花に、神様の摂理を感じとり、心から信頼しておられることを見て、私たちの心も大きく膨らませられる感じがします。おおらかさは、すべてのいのちを育む原点です。成果や能率で人を差別化することからくる自己嫌悪や自己軽視はイエス様の自然観の中には見えません。どの花も美しく、どの鳥も自由に空を羽ばたいているという感動です。そこには神様への大きな信頼があります。これもスピリチュアルな感覚です。

六　スピリチュアリティ理解が与えるもの

ここまで、スピリチュアリティという視点から自己を見る作業をしてきました。現代人にとって、スピリチュアリティがもつ意味にも触れてきました。私は、このようなスピリチュアリティという視点から見ることで今日の私たちが抱えている問題を解決する一つの道が開かれていくのではないかと考えています。スピリチュアリティという方法がどのようなメリットがあるかと言いますと、スピリチュアリティの理解は、すべての人に共通するもの、つまり〝魂の問題〟を見るので、平和的視点をもっているということです。誰かを差別したり、排除したりするのではなく、むしろ同じ人間として魂の痛みをもつものとして共に生きることを考えるという視点です。第二番目はスピリチュアリティの視点は既存の宗教を再生出来るのではないかと考えています。教義や教理や一つの礼典だけに縛られるのではなくて、もう少し、私たちが広い視野から、人間を見直す視点を私たちに与えてくれます。人間が人間らしい生を実現する道です。それは「自分らしい生き方」ができるということです。そういう視点をスピリチュアリティという視点が与えてくれるように考えています。第三番目はスピリチュアリティを生きるということをテーマとして考えなくてはなりません。そのことによって、スピリチュアリティの豊かさに目覚めることを促してくれます。それぞれが自分のスピリチュアリティの大切さに気付くことで、他人のスピリチュアリティを尊重し、共に生きる道を見出すことができるのではないでしょうか。自分のスピリチュアリティをどう生き、自分のスピリチュアリティをどう養い育てていくか。それは自己の存在の在り方を尊重することであり、自分が自分の人生に責任を持つということです。

スピリチュアリティという視点から自己（私自身）を見直してみると、私はイエス様が自然を見たときのおおらかさに自分の存在を委ねたいと思います。功績や業績や成績だけを見ようとする社会で、あのおおらかなイエス様の自然観、あるいはおおらかな野の草や鳥へのいたわりの思いに委ねたいのです。そのことを自分の存在の中にも感じながら生きていきたいと思います。イエス様は罪ある女性を見て、罪のゆるしと未来への励ましを与えて下さいました。その声を私の心の中に、いつまでもしっかりと受け止めていきたいと願います。罪ある自分を背負いながら生きていかなければならない、そのときにイエス様の言葉は私たちに慰めを与えてくれます。また、パウロが自分の中にある罪深さに嘆きの声をあげた、あの真実さと、そして自分の人生に対する謙遜を私も持ち続けたいと願うのです。二〇〇〇年前の人間も、今日の人間も同じように、社会的にも個人的にも、多くの問題を抱えて悩み苦しみ、人を愛しながらも傷つき、真実に生きたいと願いながらも自分を裏切るようにしか生きていけません。イエス様が今、ここに現れて下さったならやはり、二〇〇〇年前と同じように、豊かな自然を語り、自己嫌悪や自己放棄しそうになる私たちに、神の絶対的な愛を語り、慰めを与えてくださるに違いありません。

そしてイエス様は、私たちにこのように言われるでしょう。

「あなたの命を生きよ」

「あなたの命を生きよ」と言ってくださると想像します。スピリチュアリティに目を留めるとは、そのようなイエス様にもっともっと心を開き、イエス様に生かしていただくことでもあると思うのです。

スピリチュアリティを考える

平林孝裕

一　スピリチュアリティと現代

今日、スピリチュアリティをめぐる議論に若干の混乱があります。これを自分なりに解決しておくことが必要だろうと考えています。それを腑分けしながら、スピリチュアリティをめぐる議論が拓（ひら）く豊かな地平を展望することが本論の意図です。

基本的には、私の視点は宗教哲学的、組織神学的視点であり、どちらかと言いますと、規範的な観点からお話することになります。今日のスピリチュアリティの理解や考え方のスタンスに問題性があると私は考えていまして、まずその点について、いくつかお話します。

まずスピリチュアリティを考える場合、およそ三つの観点があると考えています。一つ目は、キリスト教の観点です。もともとスピリチュアリティは、とりわけ神秘主義や中世の霊性訓練の中で語られ、霊性を養うという伝統から生まれたと考えられます。そういう意味で、キリスト教の視点での議論があります。

また一方で、宗教学の観点でも「スピリチュアル」という言葉は、早くから使われていました。例えば、より原始的な宗教性とみなされたアニミズムを語る時に、目に見えない何者かを霊的な「スピリチュアル」な存在と呼んできました。そして、それに対する人間の態度を宗教学は研究してきました。アニミズムがキリスト教や人格神を崇拝する宗教に先行する宗教性であるとの考え方は、すでに放棄されています。しかし、今日、キリスト教や他の宗教も含めて既成宗教に偏らず、人間的宗教性を語るための有効なオールタネイティブとして、スピリチュアリティという言葉を用いようとする傾向があります。

そして、もっと具体的な観点で見る方法があります。スピリチュアル・ケアという側面で見たとき、それが一つのアスペクトとして大事な事柄として現れてきます。実際に大きな書店に行きますと、スピリチュアリティという言葉のもとに信じられないほどの沢山の書物が並んでいるのを、皆さんもお気づきになるでしょうし、そのような現象がもつ問題性と混乱も良くご存知だと思います。そのような問題性を明らかにし、この混乱状況をどのように腑分けしていくのかが大切で、スピリチュアリティというものをより豊かな形で日本に定着させていくための大事な作業なのではないか、と私は考えているわけです。

先程言いましたように、スピリチュアリティという言葉は非常に便利な言葉であります。とにかく「抹香（まっこう）くささ」を感じさせない手頃な表現として、割合と日本ではスピリチュアリティという言葉が使われています。むしろ新鮮なイメージを感じさせています。もちろん、本来、スピリットはきわめて神学的な意味合いの込められた言葉ですが、実は「宗教性」「宗教的」という言葉と置き換えたりする場合が少なくありません。つまり「スピリチュアリティ」は、極めて「宗教性」と近い内容を表しているのです。

私たちの社会は、心理学の用語を、自分たちの世界を表す有効な表現として使っています。「心理学化」という現象です。「スピリチュアリティ」という言葉も「心理学化現象」に親和性があります。今や、私たちに馴染みやすい、しかも新鮮な響きのある言葉として受け入れられているのではないでしょうか。確かに宗教性とか、敬虔さと言うと、既成宗教のことを連想して、違和感をおぼえます。ところがスピリット、スピリチュアリティと言われると、何となく納得できます。ただ、スピリチュアリティが、宗教性などと、どこが違うのかと言うと、概念的区別は必ずしも明らかではありません。

二　スピリチュアルなものと見えないもの

では、そのようなスピリチュアリティで、何が語られるかを少し立ち入って考えてみましょう。まず共通の絶対的前提として言えるのは何でしょうか。一般に霊的なもの、スピリチュアル某（なにがし）という言葉で、私たちの目に見えない存在を指したり、それに対する崇拝を指したりしています。このように「スピリチュアル」や「スピリット」という語で、目に見えないものについて考えていると思います。

ところが、私は哲学的に考える訓練を受けてきましたので、目に見えないものと言われると、少しここで言いたくなります。目に見えないものとは何だろうか、と。「目に見えない」と言っても、別に目の前に見えないものを言っているわけではありません。それは、たぶん、聞こえないものですし、臭いもないでしょうし、味わうこともできないでしょう。もちろん、触ることもできない。実は、目に見えないというのは比喩なのです。つまり「感覚で捉えられないもの」を、私たちは存在として捉えた場合、「霊的な」というように呼んでいます。ですから、目に見えないっていうのは、文字どおり、目に見えないと言っているわけではなくて、感覚で捉えられないということを言っているわけです。

ところが、ここからが矛盾なのです。感覚で捉えられないとすると、私たちには感覚しかないわけですから、いわゆる五感、外部感覚として捉えられないとすれば、そのようなものというのは私たちにとって無いのと一緒です。ところが、「スピリット的」なものを捉えているという主張もあるのです。「捉えている」とすると、このための特別な感覚器官、感官というものが一体あるのか、何を一体捉えているのかが問題です。実は、この問題を突き詰めて考えないといけないのです。

目に見えないものを、霊的またはスピリチュアルなものだと定義する場合には、認識論的課題がありま す。この課題を乗りこえておきませんと、私たちは混乱して、都合のいい時だけに「見えない」、そしてある時には「見える」という間違いを犯してしまいます。そこでこのことを考えておく必要があると思います。

この点を巡っていくつかの問題がありますので取り上げておきます。スピリチュアルの中で、一番大きく関わってくるのが、実はこの「霊」と日本語で言うものを、私たちの世界のどこに位置付けるかという問題です。その事柄は基本的に、霊というものを二分法で捉えるか否かに関わるように、私には思えます。

三　「霊」とはいったい何なのか

最近のスピリチュアリティをめぐる議論には、二分法の考え方があるようで、この二分法をまず説明します。キリスト教が私たちにとって一番分かりやすい例かと思いますので、キリスト教から入っていきます。キリスト教では「霊」と「肉」に二分します。「肉」は、感覚で捉えられた世界です。具体的な形をもち、問題を抱えたりすることが考えられます。そうでないものを「霊」は考え、さらに霊的救いについて、キリスト教は語ります。

聖書的な典拠を考えてみますと、例えばヨハネによる福音書の中に、「肉から生まれたものは肉である。霊から生まれたものは霊である」（ヨハネ三・6、聖書からの引用は新共同訳）とあります。もっと鋭く語られたものとして、ローマの信徒への手紙八章に、この霊と肉の問題が語られていますが、「肉に従って歩む者は肉に属することを考え、霊に従って歩む者は霊に属することを考えます。肉の思いは死であり、霊の思いは命と平和であります」（ローマ八・5-6）という表現があります。霊と肉、この地上的なもの、または人間的なものに対して神的なもの、そして救われたもの、祝福されたものとしての霊を考えています。さらに肉的なものを克服して霊的なものへという図式を明瞭に見て取れます。そこで語られたメッセージは、極めて私たちにわかりやすい内容です。他には、コリント信徒への手紙Ⅱの中に、もう少し抽象化された形ですが、「外的な人間」と「内的な人間」（Ⅱコリント四・16）と語られています。

以上みたことでわかるように、聖書には二分法が語られています。私たちがスピリチュアリティ、スピリチュアルを語る時に、「スピリチュアルなもの」と「そうでないもの」の価値付けは、そのような二分法によってされていると思います。

ところが、聖書はそれだけを語っているわけではありません。聖書には同時に三分法も語られています。テサロニケ信徒への手紙Iの五章には「どうか、平和の神御自身が、あなたがたを全く聖なる者としてくださいますように。また、あなたがたの霊も魂（筆者、心）も体も何一つ欠けたところのないものとして守り、わたしたちに主イエス・キリストの来られるとき、非のうちどころのないものとしてくださいますように」（Iテサロニケ五・23）とあります。ここから、聖書の中の霊は「霊と肉」の関係で語られているると同時に、霊と魂（心）と肉（身体）という関係の中で語られているわけです。聖書神学的な内容については、松本治三郎先生が『人間とキリスト』という本の中で、その言葉の意味について詳細に書かれています。[注1] もう少し言えば、二分法の場合は、サルクスとプネウマです。そして三分法の場合は、ソーマとプシュケーとプネウマです。実はサルクスとソーマという言葉で、肉か身体かで言葉が違いますから、それが指しているものも違うわけで、そのことは十分配慮しなければいけません。さらに厄介なことに聖書の中には、ヌース（知性）があったり、ゾーエー（いのち）があったり、カルディア（こころ）があったりするものですから、それぞれがどういう関係なのかもつめていかなければなりません。さしあたり、霊と肉、霊と心と身体がどのように関係しているかに単純化して議論してみます。

やはり先ほど言いましたように、霊をどこにおくのかというのが実は一番大きな問題になります。またそれをどう捉えるかが、この問題の帰趨を決めます。実は通常の理解の中では、心と霊がダブって考えられています。このように見ていくと、残るものは何なのかとなります。肉＝被造物と考えて、これを身体とか欲望とかに縛られているもののように、そこへ線を引きがちです。となれば、心はほとんど霊と重なってきます。私たちはそういった肉や身体と言われる私たちの様々な身体性、肉体的欲望性というものと対峙して私たちの意識とか自覚を心や霊のほうに割り振っています。心ではこう思っていても身体はこうならない、という図式をここに当てはめようとするわけです。哲学史的にはプラトニズムに相当します。結局、私たちは二分法で見ていることになります。

このような伝統は、聖書の中にそのままあるというよりも、むしろアウグスティヌスや近代の哲学者デカルトの中に、はっきり現れています。ギリシャ語で欲望というのはエピチュミアと言いますが、そのような欲望に振りまわされる身体と神的な性質をもっている私たちの心、意識というような図式がすでにあって、そのような図式は、今日でも比較的強く私たちの思考を束縛しています。[注2]

四　「本当の私」とスピリチュアルなもの

いわゆる一般的、通俗的に言われているスピリチュアリティとか、スピリチュアルとか、霊とかは、明らかに二分法で語られています。しばしばマスコミに登場する、自称スピリチュアル・カウンセラーの方々の発言や文章を調べてみると、霊的な存在としての人間を主張しています。同時に肉的な人間も語るわけです。この二つを対比しながら語っています。この肉的な人間に対しては仮のものであり、様々な問題を抱えていると主張します。これに対して、永遠の人間は霊的な人間であると語り、霊的な私を大切にすることを説き明らかに二分法で語られています。これが自称スピリチュアル・カウンセラーの基本思想です。そのような基本思想から霊的な次元、霊的な本当の私を大切にしないので、様々な困難が起きている、と処方箋が書かれていきます。

このような困難は霊的な因果関係によるという主張があります。いわゆる「霊障」という発想です。霊の差し障り。これは極めて具体的かつ明確な処方箋を私たちに提示します。こうしなさいとか、お墓に行きなさいとか、お水をあげなさいとか、お塩を盛りなさいと言います。このような霊的な改善によって困難が除去されるという主張をしているのです。これは確かに助けになります。どうしたら良いのだろうと分からない状況の中で、こうしたら良いのだ、という明快な処方箋を与えてくれます。これは私たちが本当に心から求めているものです。私たちが病気になった時に、やはりお医者さんに行きます。そこで診断してもらい、薬が欲しいのです。薬が出なくて「そのうちに治りますから」と言われると、却って心配になり、処置をして欲しいのです。全くその図式と同じです。

ここで問題なのは、これほど明確な処方箋がどこから得られたのか、についての明確な証拠がない点です。先程言いましたように、霊は目に見えないものです。しかも人間の世界とは違ったものだと繰り返し主張されています。ここで、当てはめられた図式は、極めて慣れ親しんだ因果関係という科学的な図式です。スピリチュアルとか、霊とかは、明らかに二分法で、この世界とは全く異なった世界として語られています。しばしばテレビに登場する、自称スピリチュアル・カウンセラーの説明の背後に隠されているのは、実に無造作な意味での科学主義が隠されています。それは因果関係というものです。そしてそれが、目に見えない、と言いながら、都合によって捉えることができると主張しているのです。ここに今日のスピリチュアルブームの安易さと危険性があります。

「霊的な世界」が人間の世界とは違った所にあると主張しますが、それが非常に無造作に使われているのです。地上的な因果関係が適用されていることに問題があります。そしてさらに、そこには、それを知ることのできる人がいるのです。私たちに見えないわけですから、誰かを通して見るしかないわけで、それが見える人がいると言われます。見えることが幸いなのか不幸なのか、わかりませんが。その見えるということが、一体何なのか、または何が見えているのか、についての突き詰めがされている必要があります。最近は第六感とあまり言わなくなりましたが、嘘くさい、霊視とか新しい感覚能力といったものが一体あるのでしょうか。それは特別な人しか持てないのでしょうか。スピリチュアル・カウンセリングを生業としている方々は、きちんと答えなければいけないと思います。

霊は目に見えない、と主張しながら、このことに目に見える世界と同じ説明を与えて矛盾を感じることがないのです。先程言いましたように人間を「霊的なもの」と「肉的なもの」に分ける二分法で考える問題がここにあるわけです。二分法にはこのような危険性を含んでいる、と私は考えています。

今日、スピリチュアル・カウンセリングが流行する現象は、近代社会に生きている私たちが共同体から切り離されてしまったことによって、個人に負い切れないほどの重荷が負わされたのが原因である、と私は考えています。現代は自己責任という言葉が標語のように繰り返される時代です。私たちは限られた情報の中で全体を見通すことなどできません。その中で「あなたたちは責任だけを取りなさい」と言われます。そういう無理難題を強いられた近代人が何とか答えるために、超越的な答えでもいいから何か矢印が欲しいという切実な願いから出たものです。限られた情報の中で、暗闇で跳躍しなければいけない近代人の悩みにつけ込まれている事実があります。それを私たちは知る必要があります。

かつての伝統的な社会では、明確な人生行路をある程度得られました。たしかに息苦しいかもしれないけれども、蛙の子は蛙として、生きていけば良かった私たちが、蛙の子は蛙じゃなくてもよくなったのです。「あなたたちは自由です。自分で選んで何か切り開いていきなさい」と言われます。自由が重荷になりました。やがて、その重荷から免れたいと感じるようになりました。こうして私たち近代人は自由をもてあまして、手近な処方箋、スピリチュアル・カウンセラーに求めるようになったのです。このような今を生きる人間の状況を理解しておく必要があります。

多くの日本人が血液型などの占いが好きなのも、そこに理由があるわけです。つまり、これが自分にぴったりな相手だと自分で決意して、結婚生活を踏み出すのがしんどいわけです。ですから何座で何型だから合っていると言われると、つい納得してしまうわけです。そこにあるのは、まさしく不安な個人です。自分はどうなるか分からないという不安に直面しながら、その中で抗っている近代人の姿があることを、スピリチュアルブームの陰の面として理解すべきでしょう。

不安や苦しみを自分たちの世界から駆逐できません。せめても見えない世界の中に、またはその後に約束されている永遠の命とか、死後の世界の中に、そういった問題を解決、またはそれを代償するものを見出そうとするわけで、そのような期待が、そこに隠されていると判断されるのです。

ここで元々の議論に戻りますが、確かに「肉的なもの」と「霊的なもの」と単純に二つに分けて、問題の処方箋を与える方法には、問題ありと指摘されるべきです。しかし、逆に言えば、私たちが直面している問題を照らし出してくれているとも言えます。それは一体何なのかと考えれば、スピリチュアリティが開示しているのは、「無」と「死」に直面しなければいけない人間の在り方にあるわけです。次には、そのようなレベルで考えてみます。

五　偶然性の問題からスピリチュアリティへ

以前、実存的宗教論の系譜を自分なりにまとめたことがあります。[注3] そのとき、私は自分の主な関心であるキルケゴールからはじめて、ティリッヒとロロ・メイへと辿りました。ティリッヒは無が開示するものとして、「運命と死の不安」を第一のものとして挙げました。「空虚と無意味の不安」、そして「罪責と断罪の不安」を挙げています。この中で、二番目のところを、スピリチュアルなものに関わる不安だ考えています。[注4] この意味でいきますと、ティリッヒはスピリチュアルな不安を意味性に関わる不安だと捉えているのがわかります。ティリッヒや彼から強い影響を受けたロロ・メイは、不安の意味という仕方でこの問題を捉えていこうとするわけです。[注5]

しかし私は、「意味」という言葉が無造作に用いられる現代の風潮に若干の問題点を感じます。それは、私たちが不安になるとか、私たちが死するべきものであることは人間としては逃れられない事柄であるはずです。このことを問題にする時、「死の意味」「苦難の意味」という仕方で捉えていくことが多いのです。

です。それが間違いと言いたいわけではありません。しかし、果たしてこの「意味」とは何だろうと考えるわけです。

宗教学の領域の中で勉強していますと、何々の「意味」というディスコースが結構出てきます。ところが実際は、そこでの「意味」という言葉の内容がよく分からないところがあります。よく考えてみると、実はそれが極めて近代的な有用性に聞こえてしまう時があって、本当はこの人が言いたい意味という言葉は何だろうと考え込んでしまいます。例えば、「苦しみをしっかり背負って生きていく人がいる。そしてそれは他の人に、こうやって様々な苦しみがあっても、それを背負って喜びを持って生きていく人がいることを知らせることができるのだ」という言い方をしてしまうと、僕はそのような生き方をすることによって、他の人にとってこういう生き方もあることを教えてくれる、「それが役に立つぞ」という言葉と、どこがきちんと概念的に分けられているのかを明らかにする必要を感じます。例えば映画があります。映画の中でそういう問題を解決していく映画を観ると、それは子どもの教育上、有益な映画です。それは経済的な意味とは違うけれども、それは教育的に有益です。つまり「ためになる」になっています。このように「意味がある」という言葉を「何々に役立つ」という言葉と置き換えられるような仕方で語ってはいないでしょうか。全部だとは言いません。こうした危険があるのではないか、と十分考えて置かなければいけないと思っています。ですから私たちは、なるべく意味という言葉を使わないで、物事を考えたらどうでしょうか。それにもかかわらず、意味という言葉を使わなければ、説明できない時に、それは何なのかを十分に考えながら、有用性でないことを自覚して使ったらどうかと思っています。

さて、生死のような事柄は、実は「存在の非存在」である可能性の自覚という意味で、実存的宗教論では議論されるのです。しかし、まだ概念的に詰められていないところがあります。むしろ、そのような事柄を明確に語っているのは、日本の哲学者九鬼周造(くきしゅうぞう)です。私は、無の問題を考えるときに、九鬼の考えた問題設定を、その概念枠として使うべきだと考えています。哲学の少しばかり難しい話になりますが、非存在＝無が、私たちに示す地平は何だろうかという問いです。それは、私たちが無くなるかもしれないということ、つまり私たちの存在が偶(たま)さかここにあるのだという意識の問題です。無が示す地平とは存在の偶然性なのです。九鬼は、ヨーロッパの哲学は必然性についていろいろと議論してきたけれども、ネガティブな意味合いをもつ偶然性については、きちんと議論してこなかった。むしろ、偶然性から問題を考えることによって、さらに深い存在をめぐる洞察が開かれるのだという問題設定から『偶然性の問題』という本を書いたのだと言えるでしょう。[注6] この偶然性をめぐる議論は、スピリチュアリティを考えるときにも興味深い示唆を与えてくれるように思います。

九鬼は偶然性を三つの仕方で語っています。一つ目は「定言的偶然」です。これは「…である」ことの偶然です。つまり私たちが、人間というものが例えば、膚の色が白かったり、黄色かったり、褐色であったり、または目の色が黒かったり、青かったり、緑色だったり、髪の毛の色が栗色であったり、金色であったり、黒かったりという属性があります。これは人間であるということと結びつきません。たまたまそうである。そのような偶然を定言的偶然と言います。

「仮説的偶然」は「～ならば、…である」というたぐいの偶然ですが、私たちが別のものと出会うという、例えば、私と結婚相手が出会ったのも、出会う必然性というのはおそらく無かった。出会ってから必然的だと思うのかもしれませんが。あるものの二つの系列の違うものが、切り結ぶことがあり、そこにある偶然性です。

「離接的偶然」とは、全体に対する部分の偶然です。ある人が他の国でなくて、日本に生まれたこと、また私が他の誰かではなく、この私であること、他でもあり得たのに「他でもないこの……である」ことの偶然といえます。そしてこのような偶然性の背後に「ないことの可能性」が隠されていて、これはハイデガーの実存哲学の根本的な問いに繋がってきます。そもそも「無いのではなくて、なぜあるのか」という問いへと繋がっていくわけです。

これを、スピリチュアリティの問題の状況に当てはめると、次のようになります。スピリチュアリティが開示されるには､私たちが困難に直面した状況があります。そのような状況は､実は偶然性に対する様々な問題がそこで現わになっていると考えられ、偶然性の問題が関係しています。すなわち、定言的偶然､「……である」ことへの不満です。それがたまたま「かくかく」であるのか、苦しんでいることについての不満です。また、それを仮説的偶然として言い換えれば、病にたまたまかかったことの不満です。つまり、病気にはいろいろなプロセスと、一つの因果関係があります。病原体があって等々と、「私」が生きているという別のプロセスがあります｡それが切り結ぶと､つまり病原体が私と出会って､私が病気に罹る、そういう二つの別々の系列が､なぜたまたまここで切り結ばなければなかったのか。事故などもそうです。列車が走るという事柄があります。そして、私や息子、あるいは大切な人が乗車をしているという事柄があります。この二つの全く別々なことが切り結ばなければいけないのか。そういった、偶然に対する不満なのです。その偶然性が認められないことが起こってきます。そしてそのようなことが他でもない仕方で、他ならぬ私に起こることの不満です。健康でもありえたのに、病とか困難に苦しむこと、また、病とか困難に苦しんでいるのが、他の誰かではなくて「この私」であることで見ていくと、それは離接的偶然です。

実は九鬼が言っているような、さまざまな偶然性に対する問題があって、病に苦しむ私の事柄として、分類できると考えるわけです。また病がある以上に、一番の問題は、それは「この私である」ことの問題だと考えます。

六　「自分探し」の落とし穴とスピリチュアルブーム

九鬼の偶然性の分析は最終的に、定言的偶然、仮説的偶然、離接的偶然と深まっていきます。最終的には「この」問題に収斂(しゅうれん)していくのと同じように、まさしくこの「私」が問題になるわけです。このまさか「私」がという問いがそこにあります。そして、私たちが思う不安とは何かというと、私はその私を望んでいなかったという事柄ではないかと考えます。望むべき私があり、理想的な私、幸せな私があるはずなのに、そこにあるのはこの望んでいない、理想的でない、不幸せな私があるという、そのような問題状況ではないかと考えるわけです。そして、私たちの望みは、別の私であったら良かったのに、という思いではないのかと考えます。

そのような困難な状況に対して、私たちのメンタリティが表すのは「私探し」「自分探し」というものです。[注7]とりわけ、この十年ぐらいの事柄ではあります。「今ここにある私」と違うような理想的な素晴らしい自分があって、それを探していくことが可能であると主張するような本がでています。それは、「今のここにある自分」が、自分の本当の自分ではなくて、どこかに本当のオールタネイティブな自分があるはずだ、という飢え渇きがあるからです。例えば、キルケゴール的な言い方をすれば、自分自身であろうとしていない問題性です。それは絶望的な状況なのではないか[注8]、そこにある問題は何か、何か確固とした自分があって、それを探していけるのではないかという思いが隠されていると考えるのです。

それは、「探し求めている私」があるという漠たる確信です。つまり「自分探し」というからには、デパートに行って商品を求めるような仕方で、素晴らしい自分がどこかに在るにちがいない、と確信しているわけです。少なくとも、思いこみがあるのです。それを求めて私たちは、デパートに買い物に行って理想的なバッグを探します。まずデパートA、そしてB、Cと一生懸命探すという状況です。実は、私たちの状況とは、本当の自分を求めて探し歩いている状況のことではないか。その時に気が付くべきことは何かというと、実は探すものは存在しないということです。本当の幸せは、あるまとまった仕方で存在するようなものではないことに、私たちは気がつかなければならないと思います。

解剖学者であり、近年はむしろ文筆家として高名な養老孟司東京大学名誉教授が、人間などという確固とした個体としての「私」など存在しない、と人間科学の立場から強く主張しています[注9]。これが「私だ」と思っているものは極めて流動的です。たとえば、まず肉体を考えると、私たちの身体は、数兆を超える細胞から出来上がっています。そして、新陳代謝の過程の中で、次々細胞が入れ替わっています。鴨長明（かものちょうめい）の『方丈記』にあるように「ゆく河の流れは絶えずして、しかももとの水にあらず。淀みに浮かぶうたかたは、かつ消え、かつ結びて、久しくとどまりたる例なし」[注10]と。言って見れば、私たちのいのちは、川に淀んでいる泡沫のようなものです。泡は、外から見ると泡の様に見えるけれど、そこにある泡というものは、常に入れ替わっている水の流れに過ぎません。実は生物の在り方は、いわば宇宙全体の熱力学的な変移、エントロピーが増大する中で、渦巻いている泡だというのが科学的見方です。

もっと「見えない」ところまで議論すれば、私の持っている意識や記憶、……いや昔から自分のことは知っているし、子どもの頃からこの家に生まれて、このように育って、あの時ケガをして、このような楽しいこともあって、このように結婚して、今、子どもが育って、私は変わっていないと思いこんでいますが……、これは哲学の認識論的な問題です。例えば私の十歳の時の記憶と、二十歳の時の記憶と……いうのが、本当に積み重ねられているのかというと、実は何の保証も無いわけです。記憶は、かつての私と今の私が同一であるとの保証を与えていません。そのことに私たちは気付きます。私たちは、あたかも同じ自分であると記憶という仕方で、無理やり結び付けているのです。自分の記憶を、お父さんお母さんに聞いてみると、そうではなかったことに気付かれるだろうと思います。実は「私」が昔から今日まで一本の線のように繋がっていると考えるのは、私たちの「思い込み」であって、本当にそうであるかどうかはわかりません。

そうしますと、二重の意味で、「本当の私」がそこに居ると考えることも、存在しないと考えることも、実は出来ないことに気が付く必要があるのではないでしょうか。それを気が付くことができないものだから、何かしっかりとした仕方で私とか、本当の私を探し求めているのです。それが故に、様々な問題を抱えている肉的な私とは違った別の永遠の霊的な私が……という探し方になってしまっているのではないでしょうか。このように今日のスピリチュアルブームを分析することができます。

七　「本当の私」という幻想をこえて

スピリチュアルということで、気がつかなければいけないのは、「ただあること」の驚異ではないでしょうか。「あること」の不思議に感嘆する気持ちが、原初の感覚として発見されるべきではないでしょうか。「無い」のではなくて、こうやって自分があるという不思議に気がつくことという根本的な体験が発見されるべきなのではないでしょうか。私たちは「スピリチュアル」とか、いのちの深さを考えるときに、「本当の」という仕方で別の自分を探しがちです。しかし、そのように捉えるのではなくて、むしろ製作過程にある芸術品のように捉えるのがいいと私は考えています。

完成品としての私を考えた場合には、「幸せの青い鳥」を求めて放浪するということをしかねません。そのような私は、どこかにあるのではなくて、いちばん自分の近い所に一つのプロセスとして、目の前にあります。そういう意味では見えないのです。ここにあることに気がつくことが必要なのではないでしょうか。そしてそのような芸術作品としての私というのが開示して行く所が、そのようなスピリチュアリティの場なのではないでしょうか。そして私たちはそのような芸術作品を創作するという働きにおいて生きているのだと思っています。

今日、関西学院大学法学部チャペルで、チュング・ヒュンキュング（Chung Hyun-Kyung）ユニオン神学校教授の話を聞いて、自分が日頃、思いめぐらせていたこととピタッと重なったなと思ったのですが、その方は人間の生というものを花に例えられました。人生は花が咲くということ、開花することだと仰いました。言ってみれば、私たちの生も、そのような芸術作品とか、花のような仕方で作り上げられ開花していくものだと思っています。むしろ、私がここに在ることが、そこに一つの花が咲くことだという理解です。または、そこに一つの美しいものが在る事の不思議ではないかと思います。そして芸術作品というものは、または一本一本の花は、どれがより美しいとは言いにくいのです。美の判断基準は、他と比べていうものではありません。それぞれが独自の美しさを持っているとしか言いようが無く、他に変えがたいものなのです。

私たちは死というものに直面しますが、その死を見つめることで、私たちの芸術作品が完成したと考えることができるのではないでしょうか。キリスト教では最後に「審き（さばき）」があると言うわけですが、「このような作品です、神様どうでしょう」というのです。必ずしも神様でなくてもよいとすれば、自分の生きた世界があって、自分と一緒に生きた人に向かってでしょうか。私の人生はこういうものでした、と言う時が訪れることなのではないかと思っています。[注11] おそらく、私がここに在ることの不可思議を尋ねる審級を、キリスト教は神という仕方で培ってきたのだと考えられるのではないでしょうか。ですからスピリチュアリティで語られているのは、そのような創作、開花との関連で言われるべき事柄なのではないかと思います。そうした時に、既成宗教というものを超えた、実はその基にあるような根源的な場面が開かれるのだと私は考えています。

【注】

注1　『松木治三郎著作集』第二巻所載、新教出版社、一九九二年。

注2　ユルゲン・モルトマン『創造における神　生態学的創造論』（沖野政弘訳、新教出版社、一九九一年）、同著『いのちの御霊　総体的聖霊論』（蓮見和男・沖野政弘訳、新教出版社、一九九四年）を参照。

注3　拙論「実存的心理論の系譜」、島薗進・西平直編著『宗教心理の探究』東京大学出版会、二〇〇一年所収。

注4　パウル・ティリッヒ『生きる勇気』大木英夫訳、平凡社ライブラリー、一九九五年。

注5　ロロ・メイ『不安の人間学』小野泰博訳、誠信書房、一九六三年。原題は、*The Meaning of Anxiety.*［不安の意味］。

注6　『九鬼周造著作集』第二巻（岩波書店、一九八〇年）所載。

注7　香山リカ『〈じぶん〉を愛するということ――わたし探しと自己愛』（講談社現代新書、一九九九年）参照。本書は「わたし探し」「自分探し」が流行する時代への批評である。

注8　キルケゴール『死にいたる病』（桝田啓三郎訳、ちくま学芸文庫、一九九六年）を参照。

注9　養老孟司『バカの壁』（新潮新書、二〇〇三年）、『養老孟司の人間科学講義』（筑摩学芸文庫、二〇〇八年、初版は二〇〇二年に筑摩書房より単行本として刊行）ほかを参照。

注10　鴨長明『新訂　方丈記』古市貞次校注、岩波文庫、一九八九年。

注11　わたしたちが死において出会う方は神である、との理解については以下を参照されたい。雨宮栄一『主を覚え、死を忘れるな』新教出版社、二〇〇二年。

チーム医療におけるスピリチュアルケア

伊藤高章

窪寺　今日のスピーカーは伊藤先生です。伊藤先生は、桃山学院大学社会福祉学科の教員をなさっておられます。関西学院大学大学院の臨床牧会実習を、最初より担当してくださり、履修した大学院生からは、「非常に怖い先生」という評判をお取りになっています。しかし、多くの学生は、後から、先生から指導していただいて良かったと言っています。今日は、スピリチュアルケアとスピリチュアリティのお話をしていただきます。それではお願いいたします。

伊藤　いろいろな印象を私に持ってくださっているようで、光栄です。否定的であったり批判的であったりしても、他者から評価をもらうというのは、何の印象も残らないよりは、いいことだと思います。少なくとも、その方の中の何かを揺さぶったわけですから。ただ、「怖い」という評判は、肯定的なのか否定的なのか、その意味をよく考えてみる必要がありますよね。ケアをする者のパワー（権力）とその行使のスタイルというテーマは、とても大切です。

臨床牧会実習等の「臨床スピリチュアルケア専門職養成プログラム」のとき以外は、特に怖い印象を与えることなく、普通に大学で講義をしているつもりです。社会福祉を学ぶ学生に、何とかしてスピリチュアリティのケアについて伝えたいと努めています。

一　問題提起

皆さんで、窪寺俊之著『スピリチュアルケア学序説』をお読みになっていると伺っています。どのような印象をお持ちでしょうか？　私が言うのも変かも知れませんが、一般に、スピリチュアルケアの議論は、解ったようで、どこかしっくりこない感じが残ります。曖昧な感じが残ってしまうのです。ケアの焦点、ケアの方法、ケアの目的が明確化されていないように感じるのです。特に、現代社会において私たちの健康を扱っている医療との関係が大切だと思うのですが、違和感があります。議論の前提がずれているようで、議論が深まっていない気がしています。

現在、研究者の意見が混乱しています。窪寺理論だ、何とか理論だとか、主張されています。しかもその共通項としてのスピリチュアリティあるいはスピリチュアルケアについて、コンセンサスがとれていません。議論する人たちが本当に同じことについて話しているのか、疑わしい時があり、この状況を少しでも改善したいと思っています。その際、スピリチュアルケアをそれだけで議論しても、あまり意味はないでしょう。今日は、最先端の医療現場で、スピリチュアルケアがどのような役割を果たせるか、を中心に考えたいと思います。

本当は前史が少しあるのですが、さしあたっての日本での議論の出発点としては、WHOの「健康の定義」改訂の議論をあげておきます。そのニュースを新聞で見た時に、すぐに窪寺先生に電話して、「いよいよスピリチュアルケアの時代が来る」と話したのを覚えています。WHOがスピリチュアル・ウェルビーイングに本気で取り組むようになったら、「私たちの病院チャプレンの意義が理解される世界が来る」と思っていたのです。けれども、まだその世界は来ていないようです。私たち、スピリチュアルケアの研究・実践に携わっている者の責任でしょう。

二　「医療化」社会

はじめに皆さんに紹介したいのは、イヴァン・イリイチという哲学者・思想家の考えていたことです。この人が『脱病院化社会』[注1]という本を書きました。イリイチは、社会の中であたりまえのように行なわれていることが、別の視点から見た時に、いかに抑圧的か、いかに人間を自由にしない方向で動いているか、ということにとても敏感な人です。この本の中で彼が言っているのは、今の社会はどんどん「医療化」されている。「医原病」つまり医療によって「病い」という社会現象が作り出されている、という議論すらしています。医療の言葉が、必要以上に私たちの社会を理解する時の分析概念を提供し、それに基づいて社会が診断され構成されるようになってきているということです。

ポスト・モダニズムと呼ばれる一連の思想も、同じような批判的視点を持っています。ミシェル・フーコーなども同様な批判のまなざしで現代医療を見ていると言えるでしょう。

最近、精神医学の言葉が社会を理解する枠組みを提供していると思われることがあります。例えば、少年犯罪の判決文要旨を新聞で読むと、二、三行に一回は精神医学の用語が出てきます。「抑鬱状態」であったとか、「精神衰弱」とか、「抑圧」されていたとか。精神的状態によって犯罪構成要件を満たさない、という本来これらの用語がもちいられる議論以外にも、このような観点が持ち込まれます。とにかく今、私たちの社会は、日常を語る時に医学用語をたくさん使い、しかも精神科のお医者さんのような発言をすると、なんとなく説得力があるかのように思われます。実は、そこに秘められている問題点は、私たちの普通の人間生活が、健康だとか医療だとかの言葉に支配されている、ということなのです。

適切に表現する「言葉」を持たない内容は、社会の中で、また個人の意識の中で認識され得ませんし、大切さを理解してもらえません。逆に、語る言葉によって、表現できる内容や意味が規定されてしまいます。どのような言葉で生活を語るのか、がとても重要なのです。医療におけるスピリチュアルケアの大切なテーマは、患者を医療の言葉でない言葉で、どのように語るのか、ということです。特に、患者自身が自分を語るとき、医療の言葉や「常識」や社会的状況が期待する表現に、思いを乗っ取られてしまうことなく、自分の言葉を回復するためのケアです。もしくは、「病い」「入院」という状況になって、新たに等身大の自分を語る言葉を紡ぎだすことを援助するケアです。その意味で、私の主張するスピリチュアルケアは、「ナラティヴケア」という領域の考え方や方法をとても大切にしています。

生活習慣病、高血圧、がんなど、私たちの存在の意味はそれらの病名や症状をタイトルにして語られるべきではないはずです。そのような、病いをかかえながらの人生も、大切な「いのち」のあり方です。

私たちは、医療の言葉とか、市場の言葉とか、科学の言葉で自分たちの日常を語ろうとしています。そういう言葉で語るのが、洗練された表現のように感じたり、あたりまえだったり、それがより精密なことをやっているかのような幻想に囚われているのではないでしょうか。しかし、人生はそのように語られなくてもいいのです。もちろん長生きしたいなと思うかもしれませんが、長生きするために生きているわけではないでしょう。だから、イリイチに習って私が言いたいのは、〈世界が医療化されているのは、おかしくないですか？〉〈私たちの価値基準が、健康とか医療の言葉に支配されているのはおかしくないですか？〉ということです。

ですから、ＷＨＯの「健康の定義」議論の中にスピリチュアル・ウェルビーイングという新しい要素が加わったというのは、一見、良いことでしょう。しかし、人間のスピリチュアリティ、私の日常生活の本質的なことまで、全部、健康の問題に還元されてもいいのかという疑問が、おそらく最近、新しく提起されているのだと思います。

三　最近の議論の方向性への批判

これらのことを念頭において、少し詳しくみていきましょう。最先端のスピリチュアルケアに関する学問では何を議論しているのでしょうか。日本の医療現場を視野に入れて、スピリチュアルケアの研究実践をやっている多くの人が考えているのは、おそらく「スピリチュアルペイン」を取り除くことです。これまでに説明した医療の視点からの対応です。

ペインを取り除くというモードで考えることに対して、私は違和感を持っています。おそらく医療現場でスピリチュアルケアに関心を持つナースやドクターは、ペインを取り除くという発想が当たりまえの世界で生きている方たちですから、多くの方はそれを続けていくのでしょう。けれども、医療者の中でも「どこか違う」という感覚が生まれてきているのを、一緒に仕事をする中で、強く感じています。

現代のスピリチュアルケアという発想、医療の中にスピリチュアルケアが入ってきた経緯は、終末期医療の中で、本当にどうしようもない絶望感や恐怖感や無力感に囚われている人を、どうにかして支えたいという発想からです。様々なペインを特定し、そのペインを取り除くことをとおして終末期の方々を支えようというところから起こってきた議論です。しかし、終末期医療の枠を超えてのスピリチュアリティに関する広範な理解は十分には展開しなかったと言えます。

最近は、治療の最初期から緩和ケアを導入することの大切さが認識されてきています。[注2]がん治療に携わる医療者は、今後、必ず緩和ケアの知識を持つことが重要になってきます。それに伴い、終末期医療に限定されない緩和医療におけるスピリチュアルケアについての議論が全面展開していく必要があるのです。

たとえば、大切な人を失うと心が痛みます。死別であったり、別離であったり、失恋だったり。このペインは無かったほうがいいのでしょうか。そういう状況の中で、心の痛みを感じるということは、起こらない方が望ましいことでしょうか。きっと私たちの生きていく中で、心痛むこと、苦しむことは、生きていることの裏返しなのです。ですから、完全になくすことはできません。ましてや、自分の身体の大きな問題、もしくは死に直面している方が感じる悲嘆や苦悩は、大切な人生のプロセスです。痛まないようにしよう、苦しまないようにしよう、と一生懸命になり、起こってきた「スピリチュアルペイン」を全部、取り除こうとする努力は、逆に、一生懸命に意味ある人生を生きぬく機会を奪うことになるおそれがあります。人生を医療化するとき、問題がペインという症状へと矮小化されてしまいます。

実は、スピリチュアリティというのは、キリスト教的な表現をすると、神との関わりの中で、自分自身に対して感じる自分の有限さ、不完全さ、不適切さ（「的外れ」＝罪：新約聖書の中で「罪」と訳されているギリシャ語の原意は「的外れ」です）の感覚と言えます。それをかかえながら神と向かい合っていく中で、信仰が深まっていくかもしれませんし、それを巡って神の前で悶々としながら自分を形成していく、というとても大切な役割があると思います。ですから、とにかく痛みを取ろうという発想は、人間の宗教的な側面をも大切にしながらスピリチュアルケアをやっている立場からすると、違和感があるのです。

スピリチュアルケアは、スピリチュアルなペインを取り除くケアではなく、ペインに直面していられる患者さんご自身が、そのペインを受けとめ、悩み苦しみ、乗り越えたり、受け入れたり、拒否したりするプロセスを支えるケアです。

ペインを取り除くのではないスピリチュアルケアとして、何かを提供するようなケアをイメージされるかもしれません。例えば、希望を提示するだとか、天国の約束を与えるとか。さらに、罪の意識がとても強い方には、赦しを宣言してあげるとか。例えば、キリスト教のコンテキストでしたら、典礼的（liturgical/sacramental）に出来ることがたくさんあります。それが、多くの方々を支える可能性もあると思いますから、その意義を否定はしません。けれども、それは窪寺モデルで言うところの宗教的なケアが主にやることでしょう。そして、それらは、やむを得ない場合には、医療施設の中に持ち込まれることがあるかもしれませんが、原則として、教会やお寺で行われるべき内容で、医療チームにおけるスピリチュアルケアとして取り上げるべきものではないと考えます。

今日、焦点を当ててお話ししたいのは、医療の中におけるスピリチュアルケアのことです。とくに、現実のチーム医療の中で、スピリチュアルケア専門職に何が出来るのか、ということです。

四　〈診断型ケア Diagnostic Care〉と〈対話型ケア Dialogic Care〉

ケアに、まったく性格の異なる二つのタイプがあるということを、明らかにしておきましょう。私はこれらを、〈診断型ケア Diagnostic Care〉と〈対話型ケア Dialogic Care〉と呼んでいます。私の造語です。最近、がん医療に関わる医師、看護師、薬剤師向けに、機会あるごとにこのことを話しています[注3]。この概念が広がってくれることを期待しています。

まずは〈診断型ケア〉について。

医療現場では、「科学的根拠に基づく医療（Evidence-Based Medicine: EBM）」の重要性が認識されています。医師の個人的な経験や直観もしくは流派や伝統に頼るのではなく、科学的データの蓄積と分析に基づく、客観的にその効果が確認されている治療を選択すべきだ、という考え方です。厳密にいえば、一つひとつの治療は、最新の医科学の成果を「適用」したものでなければならず、その治療は同時に、効果を確認するデータを「創出」していることになります。さらに医療者は、単に医科学の成果を吸収するだけでなく、臨床試験への参加等をとおして、自分の行った治療の成果をデータとして「発信」してゆく責任を負っています。この、治療に関する事実（Evidence）の、「適用」「創出」「発信」のサイクルが、目前の患者への最善の治療を保証すると同時に、医療の発展のメカニズムとなっているのです。

このＥＢＭが〈診断型ケア〉の理想型です。〈診断型ケア〉の特徴は、ケア（＝医療）を提供する側が、ケア対象者（＝患者）以上に当該の課題（＝病気）及び問題解決（＝治療）についての知識や情報を持っているということです。ケア提供者は、判断のために客観的で厳密なデータを必要とします。ここでは、患者に客観的なまなざしを向け、分析的な問題理解と論理的な判断が求められています。このタイプのケアの力は、人類の英知が築き上げてきたすばらしい成果です。法律家によるケア、ソーシャルワーカーによる社会福祉資源の有効な活用のためのケアも、この〈診断型ケア〉です。

しかし、これとは全く違う〈対話型ケア〉というものがあります。

人間は、客観的に観察できるデータだけで理解できるものではありません。ある病気になっても、それをどう意味付けるか、どのように理解するか、には個人差があります。〈対話型ケア〉は、ケア対象者の主観へのケアです。主観を開示してくれることによってのみ、可能になるケアです。主観の内容は、当事者にも明確でないかもしれません。ケア提供者との対話を通して当事者に課題が明らかになってゆき、必要なケアが明確になってきます。この〈対話型ケア〉を理解する上で、二つのレベルでの主観形成にかかわる課題を整理しておきましょう。

まず一つには、コミュニケーションのレベルでの課題です。人間のコミュニケーションは常に複数のレベルで行われています。論理的な情報（インフォメーション）の伝達が行われると同時に、発信者と受信者との人間関係やそれぞれの個人的経験や先入観による、関係性を惹起する情緒的な情報（メッセージ）の伝達が行われています。メッセージの伝達は、意識的に行われる場合もありますが、多くは意図することなく行われます。たとえば、医療者は、〈診断型ケア〉を前提に病状説明をしたり質問をしたりする中で、日々、客観的なインフォメーションのレベルでコミュニケーションを行います。インフォメーションの伝達とデータ収集が医療者の関心です。しかし患者は、医療者の「言い方」や「態度」、さらには「姿勢」といった、必ずしも発信者の意図に基かない、メッセージのレベルへの（時として的外れな）反応を、恒常的に行っています。患者がどのようメッセージを受け取り、そこからどのような印象を持ったかは、客観的に判断できるものではなく、患者本人に聴いてみなければわかりません。実は医療者も、全く同様の、メッセージに基づく患者の印象づくりを行っています。そして、このメッセージに基づく主観的な世界の形成が、人間関係にとって、また各自の満足感や世界観にとって、決定的な影響を持っています。

次に、私がスピリチュアリティと呼ぶレベルでの課題があります。人間には、日常を生きる当事者としての「私」（行動の主体）と同時に、その「私」を対象化し、感じ、評価しているもう一人の「私」（認識の主体）がいます。これは、フロイト理論における「超自我」とかかわる概念、またユング心理学で言う「自我（ego）」と「自己（self）」の構造に重なる部分があるかもしれません（ただし、「認識の主体」が無意識を十全に取り入れることは不可能です）。この認識の主体が考えていること、感じていることを、客観的観察によって判断することは不可能です。認識の主体には、無意識の作用もあれば、思想・信条に基づく論理性もあるでしょう。その人の倫理性に基づく強い指向性もあります。更には直感的な判断も加わっています。生育歴や生活環境から学習した特性も含まれます。心理や性格のタイプという議論もできるかもしれません。リズム感覚や色彩など、美的感覚も重要です。いずれにしろ、行動科学的には独立変数としてしか扱い得ない要素と言うべきでしょう。しかも、このレベルの課題は、ほとんど常に感情・情緒を伴っています。

コミュニケーションのレベル、およびスピリチュアリティのレベルの課題は、当事者との対話によって初めて、その内容が明らかにされるのです。それだけではありません。対話という行為によって初めて、当事者はそれらのレベルが自分自身にどのような影響を与えているかを自覚することが少なくありません。対話の中で、自らを語る語彙や表現を獲得し、新たな自己表現が可能になるかもしれません。このようなプロセスを〈対話型ケア〉と呼びます。

〈診断型ケア〉と〈対話型ケア〉は、全く次元の異なるケアです。実はこの二つをしっかりと区別し、医療に取り入れることが不可欠であることに気づかなければなりません。がん対策基本法（平成十八年法律第九十八号、平成十九年四月一日施行）の「基本理念」においてもがん患者の置かれている状況に応じ、本人の意向を十分尊重してがんの治療方法等が選択されるようがん医療を提供する体制の整備がなされること。（第二条第三項）

とされています。この基本法にうたわれた理念が実質化してゆくためには、〈対話型ケア〉の導入がどうしても必要だと考えています。

五　グノーシスとロゴス

ところで、やや主題からはそれますが、ダイア・グノスティック（Dia-gnostic）とダイア・ロジック（Dia-logic）という言葉に注目して下さい。「グノーシス」と「ロゴス」という概念が、この二つのケアを特徴づけています。古代キリスト教史（というよりも精神史）におけるグノーシスに関する論争は、今日の日本の思想界でもとてもホットなトピックです。深く学びたい方は、荒井献、大貫隆、筒井賢治等による多くの研究をご参照下さい。[注4] 極端に単純化して紹介すると、グノーシスは真理にいたる「叡智」を求める立場です。この世の具体的な存在の諸相は、むしろその真理を隠してしまう否定すべきものです。私たちの議論に則して言えば、客観的で純粋な医学的な知識を、知識そのものとして求める立場と類比できます。ここでは、患者個々の生活や価値観（つまり主観）は第二義的なテーマにすぎません。これに対して、ロゴスとは、人間として地上の具体的な生を過ごされたイエス、またイエスという具体性をとって（受肉して）人間と関わりを持たれた神を主張する論理です。時間と空間の中に生きる具体的な生こそが関心となります。このように、二つの立場は、知のあり方の根源的な二つの類型であることがわかります。キリスト教はグノーシスを異端として退けた、と言われています。スピリチュアルケアの視点からは、「グノーシス」による人間のケアだけではなく「ロゴス」によるケアも必要だ、という神学を展開することも出来るかもしれません。

六　チーム医療　Team ABC

私は、医療者との対話の中で、チーム医療の枠組みを次のようにまとめています。〈診断型ケア〉を担う医療チームを、積極的治療（Active Care）のための Team A。〈対話型ケア〉を担う医療チームを、治療基盤整備（Base Support）のための Team B。そして、患者や医療を内包する共同体の資源（Community Resource）を Team C。（図1、表1）スピリチュアルケアは、Team B の基幹部分を担っています。

チーム医療のなかで、スピリチュアルケアは、病気や治療との関わりで患者の主観をケアする仕事です。様々な治療選択肢の中での患者の自己決定を支援し、患者自身が治療の主体となってくことを目指します。

Team A

科学的知見を最大限に活かす（ＥＢＭ）ために、現代社会の代表的医療者である医師、看護師、薬剤師を中心にしながら、医療関連諸専門領域を包括するチームです。最大限の医療効果を上げ、医療的な問題解決を図ること（病が治癒すること、延命が図られること、苦痛が軽減されること）が最重要課題です。このチームが取りくむべき課題は、一人の医師では理解や技術が及ばないほど発達を遂げている最新の医療を実現するための Team A 内部でのチームワークです。

Team A が語る医療の言語が〈統計〉であることを理解しておくことも重要です。科学的な医療は、統計的理解の可能性と限界を帯びていることを知っておかなければなりません。

多くの症例を知っている医療者は、病の進行の可能性についての統計的知識を持っています。いわば、病気の進行と患者の病態変化の「地図」を持っています。この地図を、どのようなタイミングで、どの程度、詳しく患者に提供できるのかが、医療者のアートが問われる領域でしょう。

ところで、その科学的知見および医療が獲得して来た技術を個々の患者に適用するか否かは、ひとえに患者によるインフォームド・コンセント（Informed Consent: ＩＣ）にかかっています。このＩＣを「説明と合意」と訳すのは誤解を生みます。ＩＣの主体が医療者と患者双方であるかのように見えてしまうからです。理論的原則的には、医療者による説明は、「治療主体である患者」の専決事項である治療方針決定のための前提です。「十分な説明を受けた上での、患者による合意」と訳すべきでしょう。医療における科学的知見や技術の発展は、医療的な問題解決だけでない多様な課題を抱えている患者自身の意思決定があって初めて可能となるのです。

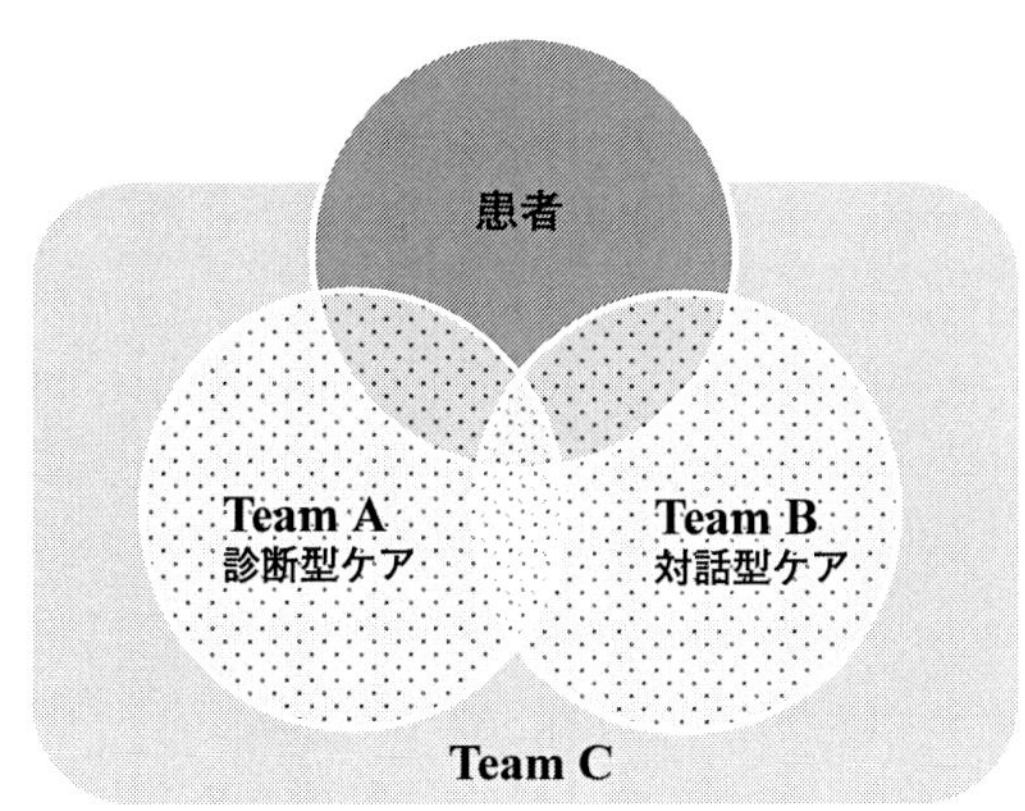

©2006 TeamOncology.com

図 1

表 1

<table>
<tr><th></th><th>Team A
(Active Care)</th><th>Team B
(Base Support)</th><th>Team C
(Community Resource)</th></tr>
<tr><td>ケアの型</td><td>診断型ケア</td><td>対話型ケア</td><td>共存型ケア</td></tr>
<tr><td rowspan="4">担い手</td><td>医師、
薬剤師</td><td>スピリチュアルケア専門職、</td><td>家族、支援者、地域、
文化、制度、システム
研究、基金</td></tr>
<tr><td colspan="2">看護師</td><td></td></tr>
<tr><td colspan="3">心理職　／　福祉職</td></tr>
<tr><td></td><td></td><td>マスコミ、企業　等</td></tr>
<tr><td>医療における役割</td><td>科学的根拠に基づく医療 EBM の実施</td><td>患者の主体的な治療基盤の整備</td><td>医療の公共性
ケアの社会性の保証</td></tr>
<tr><td>課題</td><td>集学的直接医療の実現</td><td>自己決定支援
医療主体としての患者</td><td>共同体資源の活用</td></tr>
<tr><td>技術</td><td>Team A 内の協力
Team ABC におけるリーダーシップ</td><td>主観への共感
ナラティヴへの傾聴</td><td>「責任ある市民」育成</td></tr>
<tr><td>哲学的前提</td><td>死・苦痛の解消
問題解決</td><td>死・苦悩との共存
課題明確化と取り組み</td><td>ゾエーの中のビオス
(本文参照)</td></tr>
<tr><td>言語</td><td>統計</td><td>感情</td><td>社会正義</td></tr>
</table>

Ver.2©2008 TeamOncology.com

Team B

患者の主観をケアするチームです。後に詳しく述べる、患者の「語り（narrative）」への傾聴者として、また、それを通して患者自身が行う世界の「解釈」の触媒として、機能します。

これまでのスピリチュアルケアやパストラルケアの議論の中では、チーム医療の不可欠な担い手でありながらTeam Aと異なる視点をもつTeam Bの役割は、十分に取り上げられていなかったような感があります。

現代医療が、患者によるインフォームド・コンセントなくして始まらないのだとすると、患者が自己の状況をどのように理解し意味づけ、自分の生きる物語の中での次の一手をどのように切り開くのか、が医療にとっての大きな関心になるはずです。しかし、Team Aは、患者の主観の領域を専門的に扱うことはありません。Team Bには、主観をケアする領域の専門職としての理解・技術・倫理が必要とされます。そのケアを通して、治療上の選択としてのＩＣではなく、人生の選択肢としてのＩＣが生きてくることになります。その意味で、Team Bの働きは、医療現場においては「治療基盤整備」と位置づけられます。

Team Bの課題は、問題解決ではありません。むしろ、解決のない問題に直面した人間が、それを抱えながら生きる（そして死んで行く）過程を、当事者と共に歩むケアです。Team Bの言語は〈感情〉です。

Team C

チームという表現では収まりきらない内容を含んでいます。Team A、Team Bの営み全てが起こる、制度的、政治経済的、思想文化的な状況全体がTeam Cだと言えます。医療制度、保険制度、監督官庁の方針、研究教育のレベル、文化、研究、製薬会社の社会貢献などが重要です。医療をめぐる宗教や思想の状況も、ここで論じられる必要があります。マスコミの役割も、ますます重要度を増して来ています。家族、関係者は、言うまでもなくTeam Cケアの中心的担い手です。

Team Cの根幹には、医療が公共性を持つものであり、ケアは個人ではなく社会が担うべきであるという観点があります。この実現のために、例えば医療ソーシャルワーカーMSWがじゅうぶんに機能することが大切です。しかし何よりも「責任ある市民」が育っていることが大前提となります。Team Cの言語は〈社会正義〉です。

ところで、図1で大切なことは、患者自身は、（Team A、Team Bが提供するケアの枠に収まらないのは当然ですが）Team Cの枠には収まりきらない存在だ、ということです。社会構成論的に言えば、個人の考え方、感じ方は、社会によって構成され、個人に内在化される訳ですが、スピリチュアルケアの視点では、そこに収まりきらない部分を重視したいと思います。これをナラティヴケアの用語を使って表現すると、社会・文化が提供するドミナント・ストーリー（Dominant Story）に入りきらない、その人自身のストーリー（Own Story）があるということです。

七　スピリチュアルケアから見た人間

ここまでくると、人間存在にとって、スピリチュアリティとはどんな意味があるのかという根本テーマに、改めてたどり着きます。以前の関西学院大学キリスト教と文化センターのセミナーでお話しさせていただいた時に、スピリチュアリティの構造について、当時、考えていることを紹介させていただきました。[注5]

その本の中で私は、次のように議論しました。人間一人ひとりには、日常生活における自分の周りにある外界、外側の世界と関わる際にパターンがあるだろう。そのパターンのことをパーソナリティと呼ぶ、と。これに対して、外界との関係性ではなく、価値感、世界観、希望とか意味づけ、そのような領域をスピリチュアリティとする、と。もちろん両者が深く相互的に影響し合っていることは言うまでもありません。

その後、テキサス大学ＭＤアンダーソンがんセンター等、第一線で働く医療者たちと一緒に仕事をする機会が与えられるようになりました。そこでの出会いをきっかけに、がん医療にかかわる日本全国の医療者との対話も広がって来ています。医療の中でのスピリチュアルケアの意味を、より良く表現するパラダイムの必要を感じました。そうして生み出されたのが先に紹介した図1および表1です。

これに加えて、スピリチュアリティについての考え方の展開もありました。以前の〈パーソナリティ／スピリチュアリティ〉の二次元的な表現ではなく、〈神経＝身体性（Neuro-Physical）／心理＝社会性（Psycho-Social）／物語＝スピリチュアル（Mytho-Spiritual）〉からなる三次元の表現にたどり着きました（図2、図3）。

Neuro-Physical 軸

私たちの現実は、まずもって、なまなましい所です。病を負い、痛みを味わい、体の不調に苦しむリアルな人間がいます。自分自身の身体性との関わりという次元が確実に存在します。この身体性が、人間の実存的な生き方を規定しているのです。人は、時間と空間という制約の中に生き、その中で他者との関わりをもっています。身体としての存在を媒体として、他者との関わりがあり、心理的構造や刺激が与えられます。この身体性の制約を生きる人間の「実存」への共感が、ケアの第一歩です。

加えて、現代の脳科学上の知見は目覚ましい展開を遂げています。茂木健一郎らの仕事[注6]をとおして身近にこの問題を理解できるようになってきています。この身体性の根幹には脳神経系がある、という理解を加えておく必要があります。つまり、外界の刺激に反応する身体は、実は必ず神経系を経ている、言い換えれば、身体性は神経系という構造を持っている、ということです。この神経系には、多くのこころの問題も含まれています。神経科医療が扱う多くのテーマを、このパラダイムでは（Neuro-Physical）軸の課題として取り上げようとしています。

ところで、この神経身体性の次元を、あえて私はセクシュアリティ（sexuality）と呼び、新しい人間理解の視点を提供したいと思います。この点については後に議論します。

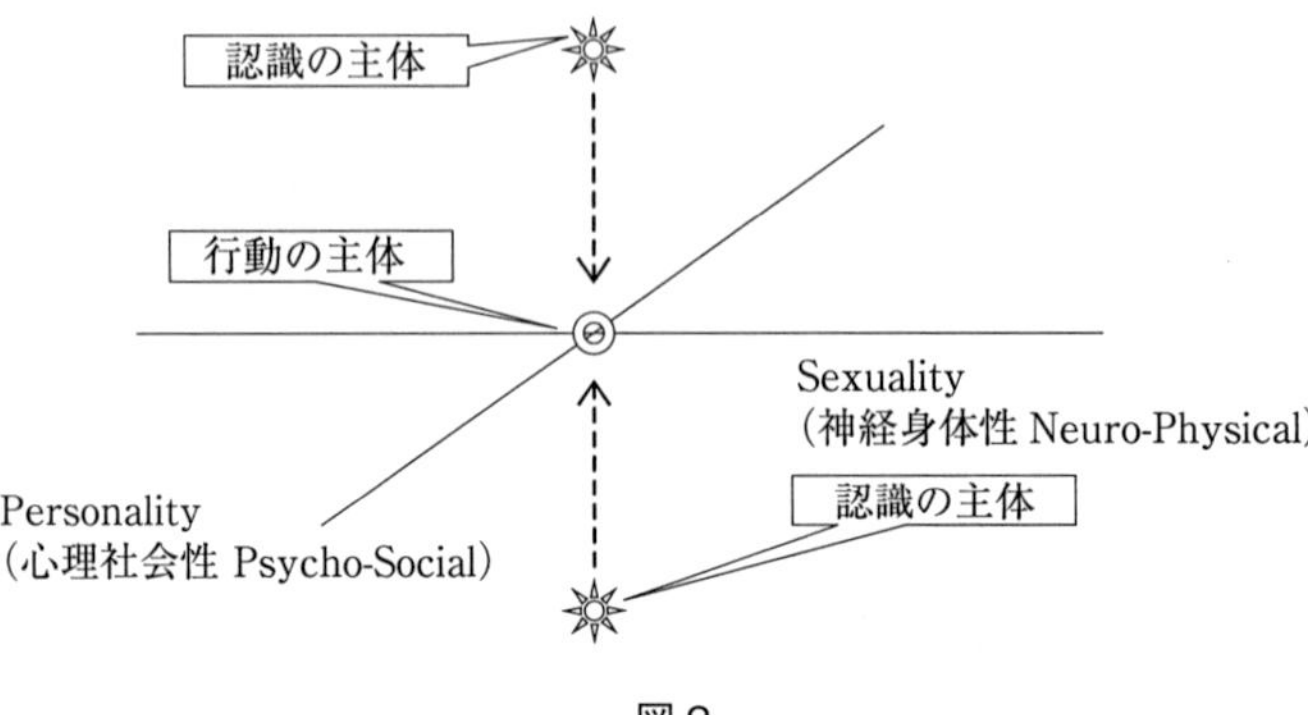

図２

Psycho-Social 軸

このような Neuro-Physical な存在が、社会生活を営んでいます。個人は、生産と消費を行い、愛情を交換し、憎悪を打つけ合い、創造し破壊します。また、ある時は「人数」として社会的勢力を構成することもあります。思索し表現し、他者に影響を与えます。

このような存在は、同時に感じる主体であり、意識しているかいないかに関わらず、心理的な影響を被っています。様々な社会的評価が、人間を動機づけていることは、よく知られた事実です。このような心理的な刺激を原動力として人は人間関係を営んでいます。私は、人間の Psycho-Social な次元を、前著に引き続きその人のパーソナリティ（personality）を表現するものとします。

Mytho-Spiritual 軸

このセクシュアリティ（神経身体性 Neuro-Physical）とパーソナリティ（心理社会性 Psycho-Social）という次元を、現実の私たちは生きています。それと同時に、その自分自身を見て様々な思いを抱き評価をしているもう一つの視点があります。自分のセクシュアリティやパーソナリティを一応、超越した視点を私たちは備えてい

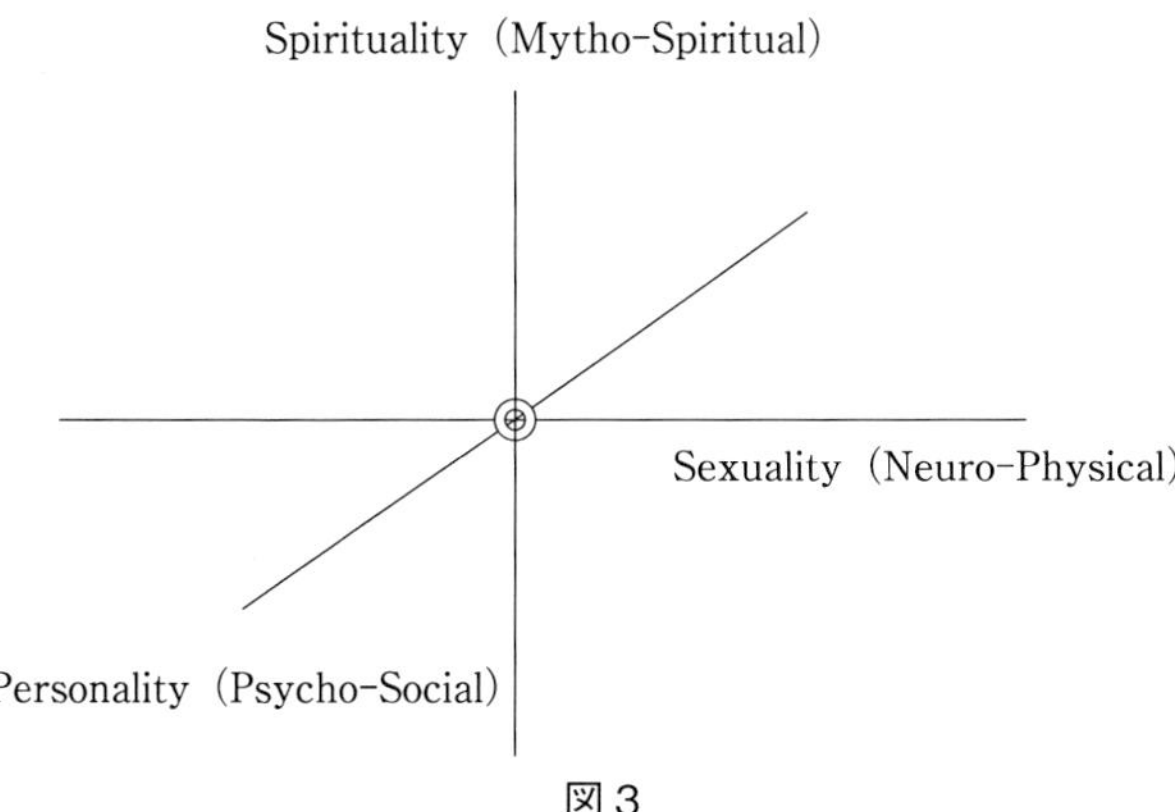

図３

ます。「高み」や「深み」から自分自身を見ている眼です。これを超越の視点とか、実存の視点とか、呼ぶことができるかもしれません。先に議論した「認識の主体」の話です（図２）。

この次元は、セクシュアリティやパーソナリティから派生してくるのではなく、セクシュアリティやパーソナリティを生きる「私」を相対化する視点です。本論文では、これをスピリチュアリティと捉えます。

スピリチュアリティの第一の側面は「ふりかえり」機能（省察 Spiritual Reflection）です。しかし、このスピリチュアリティの次元は、「私」を超越しつつも、じつは「私」に属しています。つまり、生育歴やこれまでの経験や学習を通して、私たちはこのスピリチュアリティの機能を獲得するのです。ケアとして介入する余地が、ここにはあります。

スピリチュアルケアにとって大切なことは、このスピリチュアリティの第一の側面には、その準拠となる「テキスト」が存在する、ということです。「テキスト」といっても書物とは限りません。各自の内面に行動規範・価値基準・世界観等を描かせる基礎となっている言説のことです。代表的なものは、宗教聖典であったり、共同体が教えてくれた「人間的な生き方」であったりします。これをスピリチュアリティの第二の側面、「よりどころ」（準拠 Spiritual Reference）と呼びます。これを小西達也は、最近の論文[注7]で、「ビリーフ」と表現しています。この点についても、後述します。

このような、〈パーソナリティ／セクシュアリティ／スピリチュアリティ〉をかかえる人間の存在構造は、図3のようにあらわすことができます。

八　セクシュアリティとスピリチュアリティ

私の中では、この三つの次元を、キリスト教が世界を理解する際の知恵としてもっている「愛」の三つの次元に対応させたいと考えています。アガペー ― スピリチュアリティとエロース ― セクシュアリティとフィリア ― パーソナリティです。けれども、その私のキリスト教的趣向は別として、もっと切実にセクシュアリティという言葉を導入したいと考えた理由があります。それは病院での患者との関わりや高齢者福祉を考えている中で浮かんできた、共同体に向けての思いです。

ゾエーの中のビオス

次の世代をつくるというのが、多くの生物にとっての存在理由です。鮭は、生まれた川に何年かして戻ってきて産卵し、そこで死ぬことになっています。リチャード・ドーキンスという学者が *The Selfish Gene*[注8]（1976）という本を書きました。素人なりに要約すると――人間一人ひとりが遺伝子を持っているのではない。私たち個人の存在は、実は、五十年なり八十年なりの間、遺伝子が乗っている乗り物に過ぎない。親から私へ、私から子へと、遺伝子がずっと継続して流れていくことが生命であって、一人ひとりの個というのは、ただ単に遺伝子の乗り物である。――というのが、ドーキンスの言ったことだと理解しています。このドーキンスによって展開された議論を、神学的思考としてもう少し積極的に展開することも可能です。

一人ひとりの生命はギリシャ語でビオスといいます。biology（生物学）という語はここからきています。もう一つ、ある生きものの種の存続を表す生命のことはゾエーと言います。zoology（動物学）の語源です。私たちは、ゾエーの担い手として一人ひとりのビオスを生きているのです。共同体の中のいのちということでしょう。キリスト教神学的に私たちが再確認しなければいけないのは、イエスが「わたしは道であり、真理であり、命である」（『ヨハネの福音書』第十四章6節）と言ったとき、その「命」と訳されているギリシャ語は、ビオスではなくゾエーであるということです。つまりイエスは、個々人の生涯に閉じ込められた生命の話しをしてはいないのです。イエスの話は、また別の機会に。

進化とスピリチュアリティ

進化の過程で人間は、直立歩行するようになり、ここで大きな変化が起こります。他の動物に比して脳が特別に発達することが可能になりました。これは同時に大問題を引き起こします。頭があまりに大きくなりすぎると出産できないのです。つまり、子どもが生まれてくる時、女性の骨盤の中を通ってこないといけません。頭が大きくなって、十分に〈人間〉になってからだと、正常分娩では生まれ出ることができません。だから人間は必ず未熟で生まれてくるのです。未熟で生まれてくるから、その未熟な子どもを育みつつ社会化させることで一人ひとりの人間がユニークな存在として発達していく、という新しい次元が加わってくるのです。人間はそういう意味で、不自然な動物です。自然の原理を超えてしまった、文化的な動物です。教育しなければ人間になれない、親もすぐ死ぬことはできないのです。つまり、子どもを育てていく役割を担う上の世代がいないと、ヒトという生き物は生きていけません。親が子どもを育てる、子どもが生まれた後も親が長々と生き続ける、という変わった生きものになってきました。このプロセスは、ヒトがＤＮＡによってよりも、文化〈そして教育という営み〉によって人間になっている、ということを示しています。同じ刺激を受けても、一人ひとりが全く違う印象を受け、その人独自の情緒的反応を示すという、絶対的な個性が生まれてくるのです。この事実も、〈対話型ケア〉の必要性を私たちに教えてくれます。

余談ですが、生殖機能を終えたメスが生き続けるのは、生物の常態ではありません。その意味での「おばあさん」がいるのは、シロナガスクジラと猿の仲間の一部、そしてヒトと、ヒトのペットだけだと読んだことがあります。本来、更年期障害は死の病だったのです。生物学的遺伝子に対して文化を伝達する「ミーム」という議論も起こっています。[注9]

このように特殊な、人間的な主観の世界が形成され、それがスピリチュアリティの核となっているのです。すべての経験がスピリチュアリティと対話するのです。そして、それをケアするスピリチュアルケアという領域が必要とされるのです。

ところで、生まれてから死ぬまでと言いますけれども、実はこの前に「性」がある。前の世代ａの「性」がなければ続く世代ｂが生まれてきません。ある世代の「生」の中に「性」があって、「死」がある。性ａ、生ｂ、性ｂ、生ｃ、死ａ……。これが世代間のライフサイクルです。実は、これが私たちの生活の中に色濃く刻印されているのです。つまり、社会生活・日常生活の中に、性があって、生があって、死があって、性があって、生があって、死があってと続き、少しずつ、ずれながらの連鎖が起こってくるのです。ですから、生きている間に、自分を人間へと導いてくれた前の世代が亡くなっていく、ということがほぼ不可避的に起こってきます。

グリーフ

悲嘆（グリーフ）は人間の成長メカニズムの標準装備です。未熟でこの世に生まれ、多くの大切な人間関係に育まれて、人間は〈人間〉になってゆきます。マルチン・ブーバーは、「我とそれ（Ich und Es）」という非人格的な人間関係と対比して、「我と汝（Ich und Du）」という表現で、人格的な人間関係の重要性を説きました。ライフサイクルの中で〈私〉の形成に関わった人々は、二人称「汝 Du」として人格同士が向き合う関係以上の存在です。なぜなら、その人が〈私〉を〈私〉にしてくれたからです。「我 Ich」の形成の一部としての存在です。そしてその存在との死別は、自己の一部が死ぬこととも言えます。グリーフケアの本質的な重要性はここにあります。自分のこどもの世代、孫の世代を育てる喜びと苦悩も、標準装備です。更に、望ましくない状況として、自分の次の世代が自分より先に亡くなることもあります。いろいろなことがある人生ですけど、全て、私たちが生きていく中での大きな出来事として、人生にスタンプを押してゆきます。それら一つひとつは、分析不可能な複雑さと深さを持った主観的な経験として、個性の形成をします。

私は、この営み全体をセクシュアリティと呼びたいのです。実は、私たちが生きているということは、性と生と死というサイクルの中で刻まれている歴史の営みです。ゾエーの中にビオスがあります。このような人間存在のメカニズムのキーになっているのが、セクシュアリティだと思っています。

つまり、セクシュアリティは、人間の通時的存在性の表現です。パーソナリティは、それに対して、人間の共時的存在性の表現です。

ただもちろん、これは一般論です。人間は大脳が他の動物と違って大きくなってしまった動物ですから、この世代間のライフサイクルを選ばないということも出来ます。つまり次の世代を作らないという選択が出来る。しかしそこには、次の世代を作らないという選択を担った人が持つ特有の課題があるでしょう。それから、「ストレート」（ヘテロセクシュアル）であるか、「ゲイ」（ホモセクシュアル）であるか、という性的指向の多様性もあります。個々人のレベルではまた別な課題もあるでしょう。いずれにしろ、生物的、社会的、思想文化的にさまざまな規定を受けながら、身体性をかかえながら、私たちは生きています。

私は、スピリチュアリティとパーソナリティとセクシュアリティを持った存在としての人間を捉えたいのです。こうした人間が現実世界を生き、社会関係や信仰生活、いろんなものを持ちながら生きているのです。おそらく誰かの「語り（narrative）」に耳を傾けるというのは、その人がこの三次元の座標軸の中で、どんな位置を占める人なのかを、主観から語ってもらう営みです。

九　スピリチュアルケア

スピリチュアリティの「ふりかえり」機能と、「よりどころ」となるテキスト

主観をもった人間は、客観的に観察可能な Neuro-Physical で Psycho-Social な人生を生きながら、そのような自分を意味づけながら生きています。これをスピリチュアリティの「ふりかえり」機能（省察 Spiritual Refletion）と呼ぶことにします。その際、それぞれの人が自己を評価的にふりかえる時に参照する価値観の言説があります。私がスピリチュアリティの「よりどころ」（準拠 Spiritual Reference）と呼ぶものです。その言説の構成を「テキスト」と表現しておきます。これは必ずしも文献を意味するものではなく、内面化された規範、世界観で、主に生育歴の中で獲得されます。意図的な学習によるものや、直感的に得られたものをも含みます。宗教的な聖典から学んだものもあるでしょう。必ずしも体系化され一貫性をもった「テキスト」ではありません。意識化されていない部分を多く含んだものです。

私たちは、自分の有様（ありさま）を、その時点までに習得した「テキスト」に照らして評価的にふりかえります。その過程で、そこにさまざまな知的・情緒的な思いを持つことになります。

傾聴

スピリチュアルケアの第一の役割は、当事者（＝援助対象者、患者）各自が、その内面化している「テキスト」を参照して自分の有様を意味づける作業の、証人となることです。これには、まず、当事者が自

分で行っている省察にゆっくりと耳を傾ける、という作業が必要です。実は、人間の「考え」や「気持ち」は、混沌とした内的なダイナミズムを言語的に同定するという作業を繰り返して言います。だからボキャブラリの豊かさが、感情表現だけではなく感情そのものの豊かさに繋がります。少しでも内的なダイナミズムにしっくりとくる言語表現を追求することは、より深く考えること感じることと同義です。「テキスト」が提供してくれるボキャブラリによって自己表現が行われます。

「積極的な傾聴 active listening」は、この内的ダイナミズムの言語化を促します。この際、聴き手が「支持 support」「明確化 clarification」「対峙 confrontation」をしっかりと意識しながら傾聴することが、援助に繋がります。

スピリチュアルケアの解釈学的構造

スピリチュアリティにおける「ふりかえり」と「よりどころ＝テキスト」は、複雑な関係を持っています。「テキスト」に導かれて、新たな経験に晒された自分を振り返る中で、自分の有様がより整理されて見えてきます。その、より深い自己理解を持った〈私〉には、自分を導いているはずの「テキスト」が、新たな深みや、これまで気づかなかった色合いを持った、目新しい「テキスト」に見えてきます。新しい経験は、これまで大事にしてきた「テキスト」の一部がもはや重要ではない、と思わせることもあります。自分の中で、これまでと違ったメッセージを発信している「テキスト」は、自分の経験の新しい側面を見せてくれます。

健康な時に大切な信条としてきた聖書の一句が、病などの新しい経験の中で、違った意味合いで読めるようになってくることがあります。例えば「汝の敵を愛しなさい」という言葉を、自分の対人関係における行動指針として読んでいた人が、実は自分自身が「敵」であり、神の恵みによって愛される存在とされている、というような新しい実感を得ることがあります。その実感に導かれて、聖書全体が違った色合いで読めるようになり、聖書に導かれての実生活全体の意味合いが変わっていきます。それだけにとどまらず、新しい生活がさらなる聖書理解を導いていきます。

このようなテキストと経験のもつ相互関係を「解釈学的循環」と呼びます。スピリチュアルケアの第二の役割は、当事者の中で起こる、この「解釈学的循環」を見守る役割です。患者との話の中で、日々大切に思えるものが変化していくのは重要なことです。

一〇　まとめ

現代の医療が、人間の全人的なケアをしつつ、最新の科学的な成果を取り入れ、人間の病と闘っていこうとするとき、チーム医療が不可欠です。医師がすべてを一人で掌握し、適切に指示を出してやっていくのは無理です。チームの仲間を信頼し、それぞれの専門家にケアを分担してもらわなければなりません。そうしなければ、医師は、本来の領域であるＥＢＭにもとづく治療をする時間を取れません。

スピリチュアルケアは、最先端の医療と補完的な関係をもっています。〈診断型ケア〉を受けている人々が、自分と自分をケアしている医療者をどう感じているのか。それが現代医療にとって、とても重要な課題になってきています。〈対話型ケア〉は、〈診断型ケア〉の対象となっている患者が医療の言葉でない言葉で自分を語り、医療に支配されるのではなく、医療の主体となっていくためのケアです。このケアが不十分なとき、「叡智」を追究する医療は、患者を病として視るまなざしに偏向してしまいます。自らの価値や情緒を生きる存在である本来のその人を、見失ってしまいます。

具体的に重要なのは、インフォームド・コンセントです。ＥＢＭは、インフォームド・コンセントという契機を通して、ケアになっていきます。患者が、治療の意味や期待される効果、またその可能性、そして副作用や弊害をよく理解した上で、治療を選択する手続きです。本来、患者には、情報を与えられてから、自分自身の「いのち」〈身体性 Sexuality ＋心理社会性 Personality〉の時間的空間的な広がりを噛み締め、治療の選択をする余裕が与えられるべきです。スピリチュアリティが豊かに活動し、「合意 Consent」へと辿り着く過程が大切です。この過程を保証し、ケアするのが、スピリチュアルケアの大切な役割です。

チーム医療が、医師・看護師・薬剤師という〈診断型ケア〉職種の有機的な協力で担われることが、きわめて重要です。同時に、スピリチュアルケアを中心とする〈対話型ケア〉を導入することが、医療が患者自身のものになっていくときの大切な条件です。

こうしてスピリチュアルケアが、医療の中で積極的な役割を担っていくことが、二一世紀の人類の福祉にとってとても大切なことなのです。

【注】

注１　金子嗣郎訳、晶文社、一九九八年。原著：*Medical Nemesis – The expropriation of Health*, 1976.

注２　WHO Definition of Palliative Care,〈http://www.who.int/cancer/palliative/definition/〉;『がん対策基本法　第十六条』〈平成十八年法律第九十八号、平成十九年四月一日施行〉。

注３　http://www.mdacc-education.jp

注４　荒井献『原始キリスト教とグノーシス主義』岩波書店、一九七一年。筒井賢治『グノーシス――古代キリスト教の〝異端思想〟』講談社選書メチエ、二〇〇四年。大貫隆・高橋義人・島薗進・村上陽一郎『グノーシス　陰の精神史』岩波書店、二〇〇一年。大貫隆・高橋義人・島薗進・村上陽一郎共著『グノーシス　異端と近代』岩波書店、二〇〇一年。大貫隆『グノーシス「妬み」の政治学』岩波書店、二〇〇八年等。

注５　谷山洋三、伊藤高章、窪寺俊之『スピリチュアルケアを語る』関西学院大学出版会、二〇〇四年。

注６　茂木健一郎『意識とはなにか――「私」を生成する脳』ちくま新書、二〇〇三年等多数。

注７　谷山洋三編著『仏教とスピリチュアルケア』東方出版、二〇〇八年。

注８　邦訳『利己的な遺伝子』（増補新装版）日高敏隆訳、紀伊国屋書店、二〇〇六年。

注９　佐倉統『遺伝子vsミーム――教育・環境・民族対立』廣済堂ライブラリー、二〇〇一年。

スピリチュアルケアの構造　――窪寺理論に日本の仏教者の視点を加える

谷山洋三

一　はじめに

スピリチュアルケアについての考察もしくは、実践をするためには、その基礎となるスピリチュアリティについての議論を避けて通ることは出来ません。スピリチュアルケアは、スピリチュアルペインに対するケアだとされることがありますが、それはやや狭い見方で、私はスピリチュアリティによるケアだと理解しています。ですから、スピリチュアリティについての理解が、そのまま臨床に影響を及ぼすものと考えられます。専門職養成を志す者として、私は、この機会に自説をまとめておきたいと思います。

しかも今回は、窪寺先生の前で、先生ご自身の理論を批判するという、挑戦的で貴重な機会を与えていただきました。先生の寛大で柔軟な姿勢に感銘を受けながら、横綱の胸を借りるような気持ちで立ち合いたいと思います。

二　スピリチュアルケアの臨床から

まずは私自身の臨床経験と、その中でのスピリチュアルケアの理解の変遷を振り返ってみようと思います。私は、二〇〇〇年三月から二〇〇三年三月まで、長岡西病院ビハーラ病棟のビハーラ僧（仏教を基礎とした緩和ケア病棟の専従チャプレン）として三年間を過ごしました。その後、大阪に移って現職を得てからは、大津市民病院緩和ケア病棟でのボランティア、アガペー甲山病院における臨床牧会教育（ＣＰＥ）のオブザーバー、そして現在は市立堺病院の臨床スピリチュアルケア・ボランティアとして臨床現場をいただいています。二〇〇六年七―八月の市立堺病院でのスピリチュアルケア教育（日本版ＣＰＥ）からは、スーパーバイザーのトレーニングを受けています。それ以外にも、チャプレンたちとの交流、研究者たちとの議論なども経験として大いに役立っています。その間に、自身のスピリチュアリティ理解について、変化、進化、深化があります。それによって自身の臨床におけるアプローチ方法が変化、もしくは進化していると思っています。

その変化について述べてみます。長岡・大津を第一期（二〇〇〇年―二〇〇五年前半）、甲山・堺を第二期（二〇〇五年後半―）として比較してみます。長岡では、宗教者、つまり仏教者という立場が明確で、その立場に沿った言動が求められていました。スピリチュアリティと宗教性についての相違については理解していましたが、共通領域をより広く設定していたように思えます。大津では、僧侶のボランティアという特殊な立場をいただいていましたが、積極的に宗教性を発揮する立場ではありませんでした。徐々に宗教性から離れたものとして、スピリチュアリティを理解する基礎が出来てきたように思います。長岡と大津の臨床では、私は「宗教的な言説」や「死に関する言説」に網を張るような傾聴を実践していました。

第二期の始まりとして、アガペー甲山病院での体験は大きな転機になっています。ここでは、精神性もしくは心理領域についても考察する機会を与えられました。これを契機として、「スピリチュアルペインに対するケア」という理解を離れて、「成長」というテーマ、そして「スピリチュアリティによるエンパワーメント」という理解を得て、さらにスピリチュアリティと宗教性との間に一線を引くことができました。また、ターミナルケアという枠から出られたことも収穫でした。甲山での体験を経たあとの堺では、これらのことを確認し続けています。「感情に寄り添う」「スピリチュアリティ表現を確認する」という傾聴を実践しています。時には積極的に質問し、私自身の中に湧き起こるものを言語化するというアプローチです。「インスピレーション」[注1]については、第一期から感じていたことが少し深まりました。私の場合、〝上から降りてくる〟のと、〝内側から湧き起こってくる〟という二つのパターンがあることに気づきました。〝上から〟のものについては、「わたし」すなわち「人間としての意識（自意識・自己理解）[注2]」のフィルターを通すことができませんが、〝内側から〟のものは、しばらく心の中に留めておいたり、若干の言語的加工ができるということを体験しています。

まとめますと、第一期は、僧侶としての意識が比較的強く出ていた時期で、実際、服装からして作務衣（さむえ）

を着ていました。現場としては、ホスピス・緩和ケアの現場でした。宗教と死を大きなテーマとして意識していて、宗教と死の「言説」に焦点をあてていました。そして「スピリチュアルペインに対するケア」としてスピリチュアルケアを捉えていました。また第一期の終わり頃には、窪寺先生やそのお弟子さんたちなど、キリスト者との出会いと交流が増えています。これは第二期へのプロローグだったのかもしれません。

そうして第二期は、ＣＰＥがキーになります。仏教・死・言説という枠組みが壊れて、inter-faith・成長への援助・感情表出というテーマに出会いました。そして「スピリチュアリティによるケア」としてスピリチュアルケアを捉えるようになりました。また、「インスピレーション」の課題についても理解が進んでいます。この後お見せする二つの図、特に88頁の図５にも関係します。超越的次元を、深層心理のように内的次元の下層に置くこともできると思いますが、私の場合は超越的次元を〝上〟に、内的次元を〝下〟に配置しています。ここにも私自身の体験が投影されています。

このように、私自身のアプローチ方法が、スピリチュアルな言説に焦点を当てた静的な傾聴から、感情やスピリチュアリティの動きに焦点を当てた動的で積極的な傾聴に変化しています。今後も、第三期、第四期と呼べるような成長ができるものと、自分自身に期待しています。

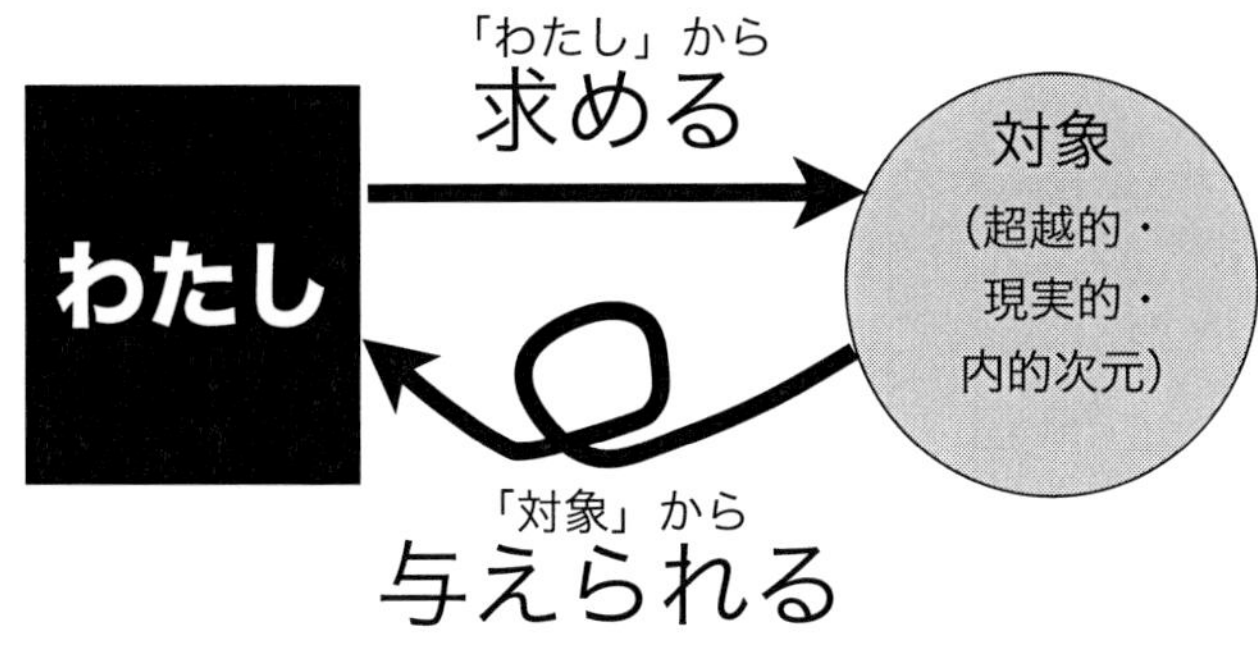

図１　スピリチュアリティの機能（谷山、2008[注3]）

三　スピリチュアリティの構造

次に、「わたし（人間としての意識、自意識、自己理解）」とその「対象（超越的次元・現実的次元・内的次元）」との関係をモデルとして、スピリチュアリティの構造について説明してみます。

「わたし」と「対象」との呼応関係は上の図1のように表されます。行動（身）・発言（口）・思索（意）の主体である「わたし」は、危機に陥ったときに「対象」に対して何かを〝求め〟ます。苦悩を味わう時を過ごしながら、それに対して直接・間接に、もしくは突然に何かが〝与えられる〟ことがあります。矢印が曲がっているのは、ボクシングのカウンターパンチのように、予測できないところから反応が返ってくるということを表現したつもりです。もう一つ大切なのは、「わたし」以外のものが主体になっているという体験をしていることです。これは、世界保健機関の spiritual の定義にみられる「身体感覚的な現象を超越して得た体験[注4]」に相当するもので、〝求める〟〝与えられる〟という一連の体験を、スピリチュアルな体験と言うこともできるでしょう。

窪寺理論では、スピリチュアリティは「求める機能」だとされています。これは図1の直線の矢印によって表現されています。私は、スピリチュアリティという機能を〝求める〟だけでなく、〝与えられる〟（曲線の矢印）、そして「わたし」以外の主体を認めること（対象が「わたし」に対峙的に存在していること）まで認めるべきものだと思っています。別の言い方をするならば、自身の超感覚的な体験を意味付ける、ということにもなるでしょう。それによって、不可解な体験を意味のあるものとし、「わたし」に安定・回復・成長をもたらすことになります。

四　窪寺理論の補完

窪寺理論の根幹は、その定義に現れています（図2を参照）。

スピリチュアリティとは、人生の危機に直面して「人間らしく」「自分らしく」生きるための「存在の枠組み」「自己同一性」が失われたときに、それらのものを自分の外の超越的なものに求めたり、あるいは自分の内面の究極的なものに求める機能である。[注5]

ここに「存在の枠組み」「自己同一性」は、「超越的なもの」「究極的なもの」に支えられているという構造が見られます。上向き超越と内向き超越と言い換えることもできるでしょう。私は、現場にいる頃、つまり先に述べた第一期の頃から、この考え方に疑問をもっていました。何かが足りないと思っていました。それはつまり、「果たしてこの二つの方向だけで人間が支えられていると言えるのかどうか？」ということです。

超越的次元

一つの疑問は、超越、特に上向き超越が神もしくは仏に集約されてしまうことにありました。私たち日本人にとって、「神様」とはどのような存在なのか？　ということです。キリスト者を除いて、唯一神という感覚はもっていないでしょう。本来「神」とは異なる存在であるはずの仏・菩薩を含め、八百万（やおよろず）の神々、ご先祖様、さらには生き神様も。たとえば、天神様の起源はといえば、菅原道真という人間です。日光に奉られた東照大権現は徳川家康です。神様・仏様・稲尾様と並び称された稲尾和久投手。最近では、大魔神・佐々木主浩、阪神の代打の神様・八木。サッカー界でもペレやジーコも神様と呼ばれることがあります。韓流俳優ヨン様も神様として扱われているように思えます。

また、仏教では、仏（ブッダ）とは悟りを開いた「人」のことを指すので、神様とは本来的に異なります。諸行無常、諸法無我、空（くう）と縁起を旨とする仏教は、絶対的存在を認めません。あらゆるものは相互依存的に存在していると考えます。悟りを開くということは、法（ダルマ、真理）を体得するということです。その意味では、法こそが仏教の究極と言うこともできます。しかしながら、法は神のように人格的に表現されません。法は機能的に表現されています。つまり、神様のように超越的だけれども、神様とは異なる表現がなされるのです。

日本人にとって、もっとも身近な神様は、ご先祖様ではないでしょうか？　日本人の神観念では、神様は人間に祭られると恩恵を施し、人間を守ってくれます。逆に、祭りを怠ると災禍が与えられる、つまり罰(ばち)が当たったり、祟られたりします。ご先祖様にも同様の機能が与えられています。「ご先祖様にお護りいただいている」「ご先祖様の祟りだ」という言説からも理解できるでしょう。そして、ご先祖様というほど古くない神様的存在として、亡くした祖父母や親、または連れ合い、きょうだいや子、友人などがあてはまるかもしれません。ある末期患者さんは、宗教には縁のなかった方ですが「母ちゃんに会いたい」と言って亡くなっていきました。親、特に母親は、存命であっても私たちにとっては神様にも等しい存在ではないでしょうか？　そして奥さんも。かみさん、というぐらいですから。

現実的次元

家族だけではなく、友達や恋人も、スピリチュアリティを考える時には大切な存在だと思います。特に若い学生には、よくこの例を出します。たとえば、失恋という体験は人生における大きな危機になりますね。関係がうまくいっている時は、離れたところにいても、そして携帯電話を使わなくても、相手の存在を感じることができるでしょう。「ネット恋愛のスピリチュアリティ」[注6]という研究もあります。さまざまな人との出会いは、人生を振りかえるとさまざまな意味を与えてくれます。

人間だけではありません。自然もまた、私たちにとって神様のような存在です。多くの神社では、山や石や木そのものがご神体として祭られています。日本仏教の思想史において、本覚思想(ほんがくしそう)という重要な思想があります。あらゆるものは初めから仏の性質を有しているという仏性思想から発展して、あらゆるものは初めから悟りを開いているという思想にゆきつきました。前者は「一切衆生悉有仏性（すべての生き物は仏の性質を有している）」と表現されます。これは、仏性が目覚めるには修行が必要だという意味を含んでいます。それに対して後者は「山川草木悉皆成仏（自然物も皆すでに悟っている）」と表現されます。これは、本から覚（悟）っているんだから修行の必要はないという意味を含んでいます。本覚思想自体にはさまざまな意見がありますが、それはさておき、「自然は悟っている」という思想はまことに日本的です。

実際に私たちは、神仏に出会うことで癒されたり救われたりしますが、それだけでなく、自然と触れ合うことで癒されるという経験もします。私自身も、自然に癒されます。ゴールデンウィーク中に帰省したときのことです。大阪から金沢まで車で帰ったんですが、順調にいけば四、五時間で着くはずなのに、その時は渋滞にはまってしまって九時間ぐらいかかりました。金沢の手前に、徳光海岸という地元では有名な海岸のサービスエリアがあるんですが、そこに着く頃には陽が沈みかけていました。疲れていたし、せっかくなので車を停めて、日本海に沈む夕日を眺めていくことにしました。一〇分ぐらいでしょうか、家族と一緒に眺めていました。太陽が姿を消して、さあ出発しようかと思ったとき、さっきまで重く凝っていた肩が楽になっているのに気づきました。まさに、窪寺先生の『スピリチュアルケア学序説』に書かれているように[注7]、自然によるスピリチュアルケアだと実感しました。

内的次元

神様とは別に、もう一つの疑問は、内的自己の中でも、私たちが危機の時に求める対象が「本当の自分」以外にもあるのではないか、また希望も「本当の自分」以外からも与えられるのではないか、ということです。具体的には、ライフ・レビューのように、自分の過去、思い出も大切なことだし、また来世を含めた将来への希望も大切なのではないか、ということです。

このように、窪寺理論には何か足りない所がある、と私は考えていました。それが、今述べたようなことです。つまり、上向きと内向き、図にすると上と下、という二方向だけではなく、人間や環境という現実的次元が補完されるべきであり、また、超越的次元においても神仏のような超越的存在の人格的表現だけでなく、真理のような機能的表現や、また人格的表現においてももう少し身近な存在を置くべきではないかということです。内的次元においても、「本当の自分」「今の自分」だけでなく、過去・未来にも広げるべきではないか、と考えています。

五　スピリチュアルケアの構造

対人援助としてのスピリチュアルケアの目的は、「自分らしさの安定・回復や成長を支援すること」だと理解しています。ケア援助者は、「わたし」に安定・回復・成長をもたらすスピリチュアリティの機能

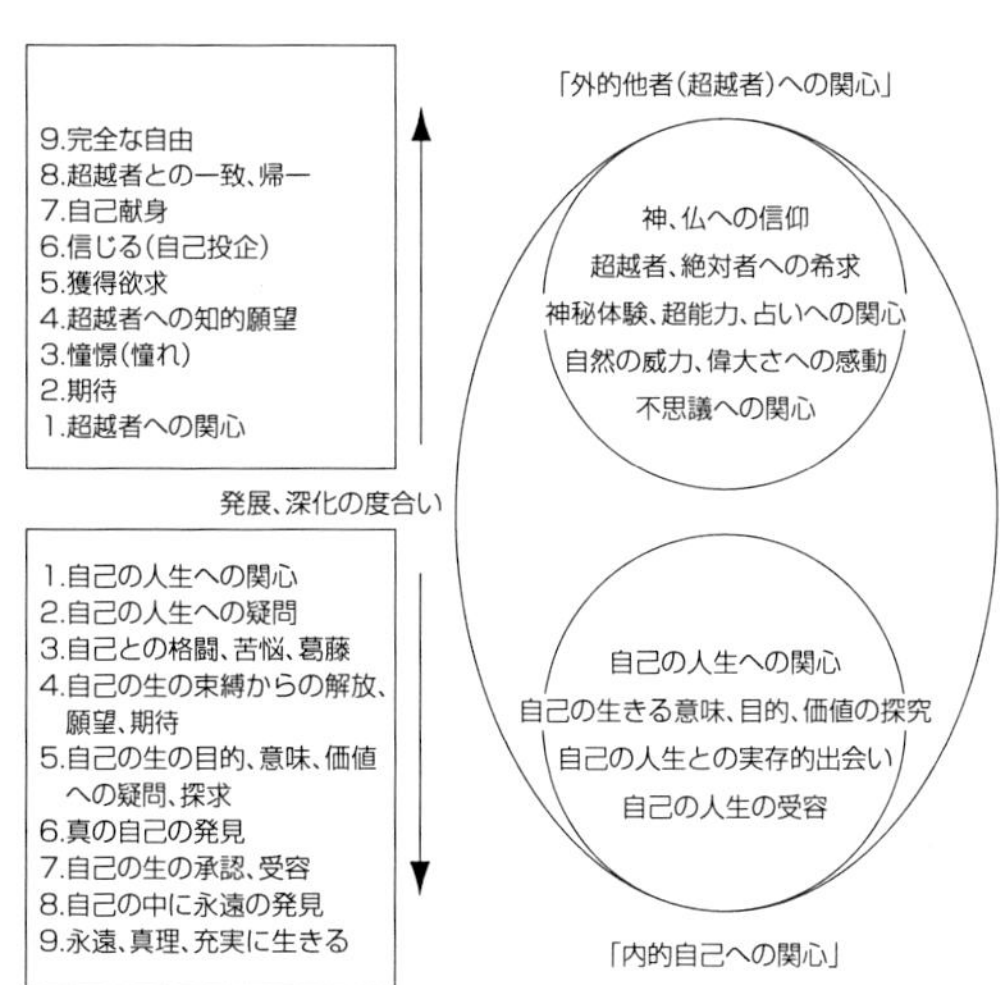

図２　外的他者と内的自己への関心の度合い（窪寺、2004）[注8]

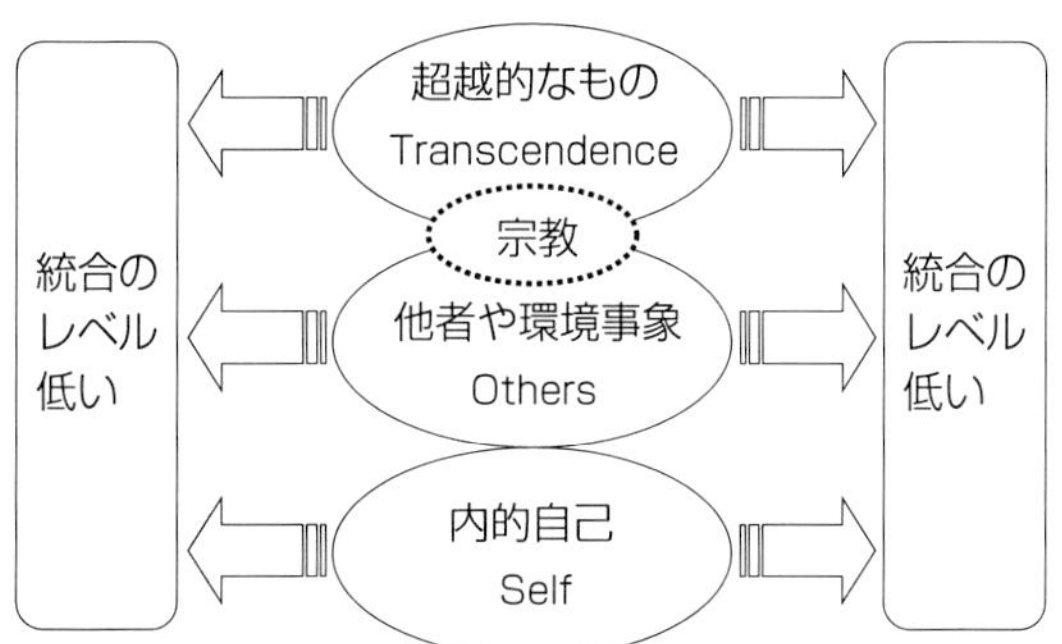

図３　スピリチュアリティの概念構造（河、2005）[注9]

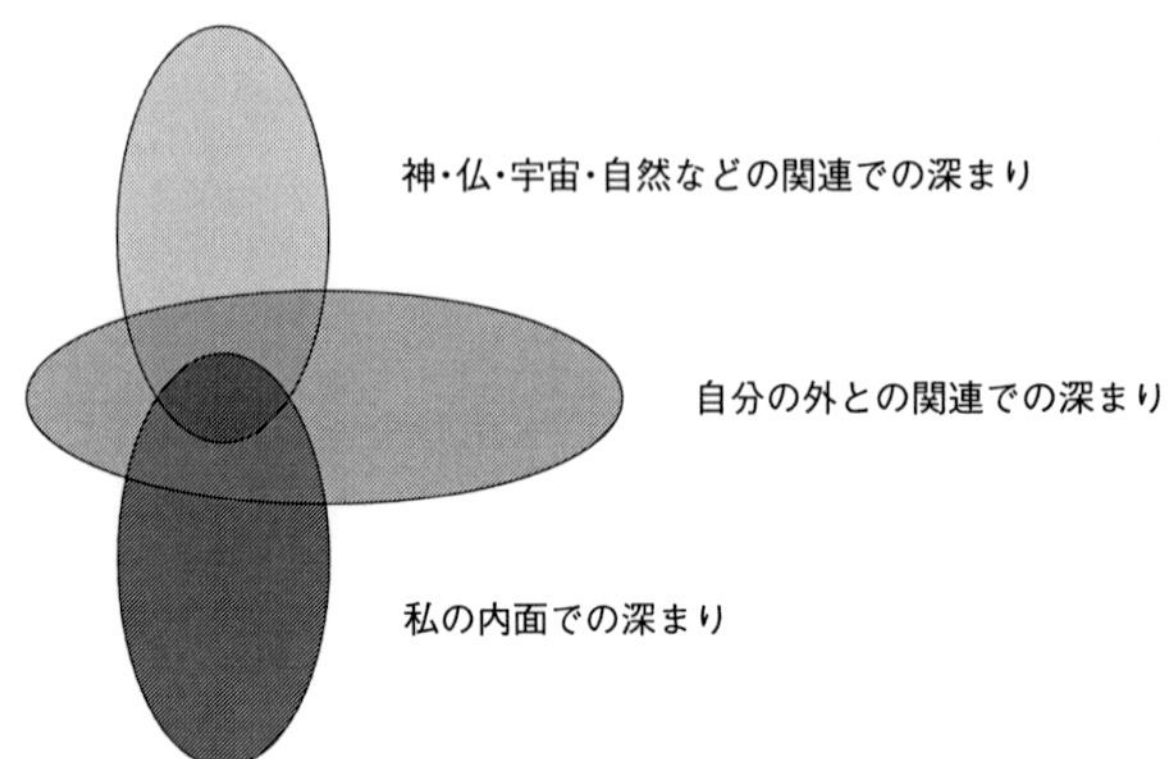

図４　スピリチュアリティの領域（大下、2005）[注10]

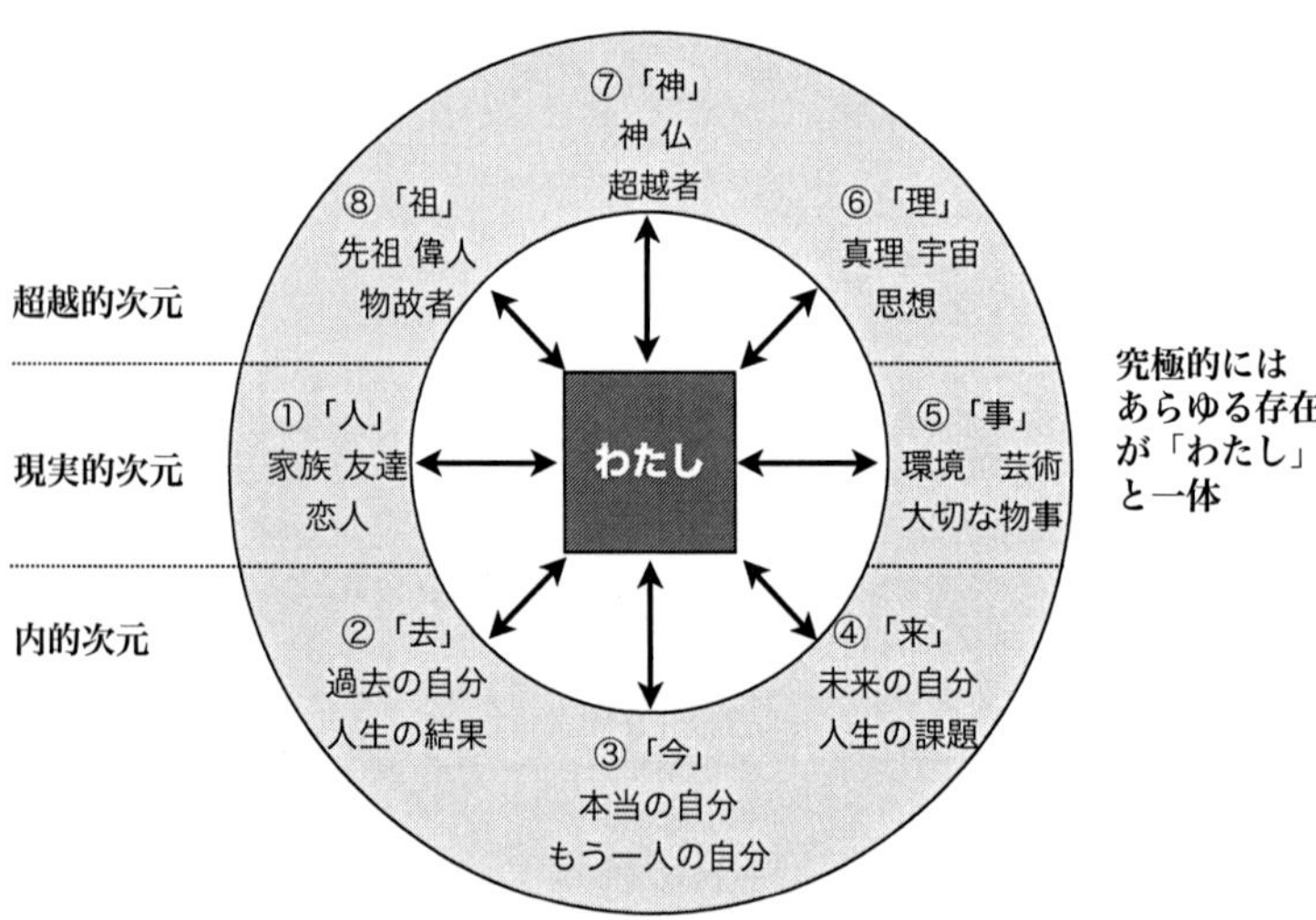

図５　スピリチュアルケアの構造（谷山、2007）[注11]

に焦点を当てながら、対象者の物語に耳を傾け、感情の揺れに寄り添いながら、互いの内面において蠢く（うごめく）スピリチュアリティを感じ、その蠢きに沿って対象者の思いを支持・明確化・対峙していきます。スピリチュアルケア専門職には、スピリチュアリティの蠢きを感得するスキル（もしくはメタスキル）が求められます。そして、その蠢きの源泉を把握することで、スピリチュアルケアの構造が見えてくると思います。

この図5の特徴は、その源泉を超越・現実・内的の三次元を、さらに八つの要素に分けて、より具体化している点、そして、諸要素と「わたし」を対比させて個人的体験を表現している点にあります。この図を考案するに至った基礎には、私自身の臨床経験があります。一対一の関係におけるスピリチュアルケアを想定して、ケア対象者によって体験（すなわちケア提供者によって観察）される構造を示しました。また、窪寺先生の図2を基礎としながらも、河正子先生の図3と大下大圓先生の図4と同様に現実的次元を提示している点も特徴的です。

中央の「わたし」については、窪寺理論を踏襲しています。「人間としての意識（自意識・自己理解）」[注12]として理解しています。周りの①―⑧は便宜的に分類していますが、諸要素はそれぞれ互いに重なり合っています。例えば、祖先崇拝に熱心なA氏にとっては⑦「神」と⑧「祖」が区別できない、ということはあり得ることです。悟りを開いたならば、究極的にはすべての要素もわたしも一体であると体感できるのだろうと思います。区別する・分別するという思考は、仏教的には歓迎されないことですが、ものごとを理解するには便利な方法です。

「わたし」と諸要素との間の矢印は、図1で示した、〝求める〟〝与えられる〟というスピリチュアリティの機能を簡略化して表現しています。図5は図1を元にして、その切り口を変えた表現と言えます。たとえば、病気で苦しんでいるB氏は①「人」と②「去」に対して自らの苦悩をぶつけ（求め）ながらも、④「来」と⑥「理」によって支えられている（与えられる）、ということがありえます。この場合、B氏は「わたし」以外の主体（①②④⑥）を想定していいます。このように、「わたし」との関係性を示す矢印は、「わたし」以外の何かが「わたし」と関係をもち、「わたし」に影響を与えるという体験を示しています。

便宜的ですが、数字の順にも私の意図が現れています。経験上、日本人は超越者と自己との関係を意識的に述べることが少なく、自分自身の信仰について意識していることも少ないと思われます。これは国内でのスピリチュアルケアやスピリチュアリティについての議論を複雑にしている理由の一つではないかと思います。ともあれ、現代日本人の多くにとって、「神」よりも「人」を意識することの方が身近な感覚で、超越的次元よりも内的次元へのアクセスの方が容易ではないかと考えます。これが、①②…という順序の意図ですが、結果的には⑧から①へも繋がることになります。

①―⑧の各要素の内容を次のように具体的に示してみましょう。これですべてを網羅しているわけではありません。いくつかの例を示しているだけです。

①「人」：家族、親戚、友達、仲間、恋人、恩師、偶然出会った人など「わたし」にとって親密な人物、もしくは、良かれ悪しかれ影響を与えた人物（ペットも含む）。

②「去」：過去の自分、人生の結果。過去のさまざまな思い出、後悔など変更できない経験。前世の記憶。

③「今」：現在進行形の自分、本当の自分、内的自己、「わたし」に向き合ってくれるもう一人の自分。たましいとしての自分。

④「来」：未来の自分、人生の課題。将来への希望、または絶望。死後の世界への希望、または不安。

⑤「事」：自然物・造形物を含む周囲の環境。音楽・絵画・彫刻・写真・芸能などの芸術。大切にしている物品。生き甲斐になっている活動。好きな、もしくは嫌いな物事。
⑥「理」：宇宙の真理、自然の摂理。お天道様、お月様、お星様。法（ダルマ）、ハイヤーパワー、聖霊のはたらきなど超越的な機能。理念、思想、道徳、倫理、座右の銘。
⑦「神」：神（唯一神または諸神）、仏、菩薩、天使、聖霊、神格、ハイヤーセルフ、宇宙の大霊、根本霊など人格的な超越者。超越者との契約・約束。来世、天国、極楽、地獄、冥界、異界など具体的な世界。
⑧「祖」：ご先祖様、亡くなった家族・近親者・友人。神格化された偉人、著名人、ヒーロー（生死を問わない）。

超越的次元については、⑥⑦⑧の三要素に分けました。まず⑥「理」については、仏教の法（ダルマ、ダンマ）の表現です。⑦「神」は人格的表現、⑥は機能的表現として区別することもできます。こうすることで、例えば経典や聖書のことば、哲学や思想、座右の銘なども、⑥から独立して、⑦として理解することができます。「おかげさま」「ご縁ですね」という表現の裏に想定されうる何か、そして、宗教学者の岸本英夫先生が表現した「宇宙の生命力」[注13]といったものもこれに当たります。

⑧「祖」は日本人特有の神観念に基づいています。日本人にとって「ご先祖様」は「神様」的存在で[注14]、普段は子孫を「見守る」存在でありながら、供養を怠ると子孫を「祟る」存在に成り変わります。⑦はより高次な神仏、⑧はより身近な存在として区別することができます。偉人というのは、スポーツ選手や芸

能人として「神様」的な尊敬や熱狂を集める人たちや、歴史上の人物を含みます。生死は問わないので、⑧は①にも重なります。

現実的次元において、私たちはさまざまな生物・無生物によって支えられています。中でも、特に関係の深い人や物事については、愛着という言葉では表現しきれないような強い思いや絆を抱いて生きています。現実的次元を①「人」と⑤「事」に分けたのは、①を人間、⑤を人間以外の環境として区別するためです。血縁だけでなく、地縁関係や学校の同級生や教師、さらに会社の同僚なども①に含まれます。ペットは「我が子」のように愛着対象になることがあるので、①に含めます。⑤には、「わたし」をとりまく動植物や自然物、水や空気などの環境、そして大切にしている物品などの人工物、活動や芸術などの無形文化も含まれます。

内的次元において、「わたし」を支えているのは、③「今」の本当の自分・自己だけではありません。②「去」の過去の経験や思い出も、そして③「来」の将来（死後を含む）への希望も支えとなります。内的次元に向き合うことによって自己同一性をとり戻し[注15]、生きる意味や価値を確認することができます。

「わたし」は①―⑧を対象化して、スピリチュアルニードを投げかけることもあるでしょう。例えば①に何かを〝求め〟たとしても、①から何かが〝与えられる〟かどうかは分かりません。何か支えとなるものが、①からではなく⑥から〝与えられる〟経験をするかもしれません。〝与えられる〟経験は、私たち人間には予測できないことです。ある時、突然、何かを感じてしまう、という体験は、まさにスピリチュアルな体験だと言えるでしょう。

六　ケアのかたち

もう少し例を挙げてみましょう。「わたし」が危機に陥った時、その解決のために「わたし」は何かに答えを求めます「なぜわたしがこんな目にあわなければいけないんだ！」と。さまざまな投げかけがあると思います。①周囲の人たちに当たり散らしたり、②自分の不行跡を悔やんだり、③ふさぎ込んで自問自答するかもしれません。④将来への希望を失い、⑤手近にあるモノを投げつけることもあるでしょう。⑥罰が当たった、もしくは⑦神に対する恨み節を述べるか、もしくは⑧先祖の祟りだと思うかもしれません。

このように苦悶を続けるうちに、何かが与えられて、①一緒に生活している家族の大切さを再認識したり、②過去を振り返って肯定的な自己を取り戻すこともあります。③芸術家なら湧き起こる思いに導かれるように傑作を描き上げるかもしれません。④自分が克服すべき将来の課題を発見することもありましょう。⑤海岸で夕日を眺めながら涙が止まらなくなり、⑥人生の必然を悟ることもあるかもしれません。⑦突然のひらめきを得たり、⑧亡き家族の夢を見て安心したりということもあるでしょう。

図5は、対人援助としてのものだけでなく、セルフケアとしてのスピリチュアルケアも説明できます。対人援助としてのスピリチュアルケアはセルフケアを支えているだけだ、という言い方もできるでしょう。ケア提供者は、ケア対象者に直接何かを〝与える〟わけではありません。そうではなく、ケア対象者が感じたと思われる何か、ケア対象者にとって何か支えとなるものが〝与えられた〟体験を支えています。図1も図5も、一人の人間の内的体験を表現していますので、対人関係はほとんど表現されていません。

あるとするなら、図5の「わたし」と①「人」との関係の中に、ケア提供者が含まれるということになります。

七　構造全体を説明する仏教的視点

もう一歩思考を進めてみます。以上のような、〈求める―与えられる〉というスピリチュアルな体験を重ねていくと、少しずつ「わたし」と「諸要素（対象）」との距離が縮まり、身近な存在になってくるでしょう。

例えば、死別を経験した人は、概してその死者との対話を求めます。現実世界でなくても、せめて夢の中ででも会いたい、話をしたいという思いは誰もがもちうる願いでしょう。もし、その願いがかなう機会が与えられたならば、「わたし」は⑧「祖」との呼応関係を信頼し、再度その体験を求めるでしょう。度々そのような経験をすると、その死者が「わたし」と共に生きていて、そして自分が死者によって守られているという感覚を得ることができるでしょう。

同様のことが⑦「神」との間に生じたならば、それは信仰の核となるでしょう。唯一で絶対なる神が常に「わたし」と共にいてくださるという感覚は、キリスト者の信仰そのものですよね。仏教では、「わたし」と「対象」を分けて見ることを分別知といい、迷いの段階とされます。両者を分けずに一体として見ることを無分別知といい、これが悟りを得た者の視点です。この一体性の体験こそが、仏教の究極的目標です。特定の対象とばかりではなく、さまざまな「対象」（例えば図5の諸要素）との呼応関係を信頼し、その体験を重ねれば、「わたし」との距離がゼロに感じられ、「対象」が対象ではなくなる時が来るかもしれません。それが、図5の右端に記した、〈究極的にはあらゆる存在が「わたし」と一体〉の意味です。

仏教では、現実世界に存在する物体や言葉など、人間が造り出したモノには大きな価値を認めません。それらは仮のモノであって、色も形もない「法（ダルマ）」こそが本物だと言われます。仏の実体は、法（法身）であると言われ、この意味では⑥「理」と⑦「神」は同一です。内的次元においても、仏性・如来蔵（さとりの種）が一切衆生に有ると言われることから、②「去」③「今」④「来」も⑥⑦とイコールで繋がります。さらに、①「人」と⑧「祖」も、生き物つまり衆生として扱われます。そこに仏性が存在するので、⑥⑦と繋がります。仏性理解の日本独自の発展によって「山川草木悉皆成仏」と言われるようになったため、これを採用すれば⑤も繋がります。〈究極的にはあらゆる存在が「わたし」と一体〉ということを、このような視点から理解することができます。

さまざまな「対象」（諸要素）との呼応関係を想定したのは、縁起説という仏教的視点によるものです。縁起説とは、「あれがあるからこれがある」「あれが滅するからこれが滅する」という関係性を宇宙的視点から述べられた思想です。「わたし」は周囲の人々やものごとや環境などから影響を受けつつ、逆に何らかの影響を及ぼしており、そのお陰で生きています。お陰＝背後には、現実的次元との呼応関係だけでなく、超越的次元や内的次元とのそれも潜んでいます。さらに、①「家族・友達・恋人」の中には、六〇億人以上の「わたし」が存在し、複雑に絡み合って生きています。この意味で、「わたし」たち全体は直接または間接に繋がっていると言えます。

八　まとめ

スピリチュアリティという機能は、すべての「わたし」の中に存在し、複雑な構造をしています。今回は私の、つまり谷山流の理解を提示しましたが、それはきっと私のスピリチュアリティの一側面なのだと考えます。全体の構造を理解し、解明するのは困難なことでしょうが、その一部でも理解を深めることによって、スピリチュアルケアの理解も深まり、実践に役立てられると考えます。ただし、知的理解だけではケアという臨床の場には耐えられません。観察者であれば知的理解だけで十分かもしれませんが、ケアに携わる者自身が常に揺さぶられる状況におかれるため、その場に居続けるための何かが必要です。CPE（臨床もしくはスピリチュアルケア教育）を参考にするならば[注16]、「わたし」と「対象」との関係を、グループ・ダイナミズムによって揺さぶられながらもしっかりと確認し、強めていくことによって得られるものでしょう。それを自己肯定と呼ぶこともできるし、信仰と呼ぶこともできます。

ブッダの遺言の中に「自らを頼りとし、法を頼りとせよ（自帰依　法帰依）」という言葉があります。私はこれを「スピリチュアリティ（＝法）の存在と機能を信じ、その機能を感じ取っている「わたし」（＝自ら）を信頼しなさい」と解釈しています。スピリチュアルケア専門職を目指す者にとって、色も形もないスピリチュアリティの存在と機能を「信じる」ことがまず必要であり、さらにはそれを「感じる」感覚を磨くことが求められます。

※本稿は、平成一九年度文部科学省科学研究費補助金【若手研究（B）】「仏教を基調とした日本的スピリチュアルケアについての研究」による成果の一部です。

【注】

注1　谷山洋三・伊藤高章・窪寺俊之、関西学院大学キリスト教と文化研究センター編『スピリチュアルケアを語る——ホスピス、ビハーラの臨床から』関西学院大学出版会、二〇〇四年。

注2　窪寺俊之『スピリチュアルケア学序説』三輪書店、二〇〇四年。

注3　谷山洋三・伊藤高章・瀬良信勝・大河内大博・森田敬史・申英子・山内かずよ「臨床スピリチュアルケア・サマリーシートの開発」『ホスピスケアと在宅ケア』Vol.16, No.1、二〇〇八年。

注4　世界保健機関編、武田文和訳『がんの痛みからの解放とパリアティブ・ケア——がん患者の生命へのよき支援のために』金原出版、一九九三年。

注5　窪寺前掲書。

注6　伊藤雅之「ネット恋愛のスピリチュアリティ」『スピリチュアリティを生きる——新しい絆を求めて』せりか書房、

二〇〇二年。

注7　窪寺前掲書。

注8　窪寺前掲書。

注9　河正子「スピリチュアリティ、スピリチュアルペインの探求からスピリチュアルケアへ」『緩和ケア（増大特集：スピリチュアルペイン――いのちを支えるケア）』Vol.15, No.5、二〇〇五年。

注10　大下大圓『癒し癒されるスピリチュアルケア　医療・福祉・教育に活かす仏教の心』医学書院、二〇〇五年。

注11　谷山洋三「仏教を基調とした日本的スピリチュアルケア論」谷山洋三編著『仏教とスピリチュアルケア』東方出版、二〇〇八年。

注12　窪寺前掲書。

注13　岸本英夫『死を見つめる心』講談社文庫、一九八六年。

注14　梅原猛『日本人の「あの世」観』中公文庫、二〇〇五年。

注15　窪寺前掲書参照。

注16　以下参照。①伊藤高章「米国臨床牧会教育スーパービジョンの焦点」『テキストスピリチュアルケア第二集　スピリチュアルケアの理解を深める』日本ホスピス・在宅ケア研究会、二〇〇四年。②中尾貢三子「クリニカル・パストラル・エデュケーションの実際」『テキストスピリチュアルケア第二集　スピリチュアルケアの理解を深める』日本ホスピス・在宅ケア研究会、二〇〇四年。③伊藤高章「私の受けたスピリチュアルケア」『テキストスピリチュアルケア第三集　私のスピリチュアルケア体験』日本ホスピス・在宅ケア研究会、二〇〇六年。

スピリチュアルケアとチャプレンのはたらき ——宗教性・超越性に着目して

義平雅夫

一　はじめに

医療法人聖愛会松山ベテル病院は、ホスピス二一床、特殊疾患療養病棟（難病病棟）三一床、急性期病棟四〇床、長期療養型病棟六三床の計一五五床の病院です。また、同じ法人内には、老健施設、在宅事業部、クリニックが併設され、その中の「病院」という場に私は遣わされています。この医療法人は、地元の教会の有志の運動がきっかけとなって誕生した経緯があり、現在もボランティアや後援会活動などを通して地元の諸教会との交わりを保っていて、私の役割も、たんに入院患者さんへのスピリチュアルケアということだけではなく、より広く病院を取り囲む、そういった経緯や状況全体の中での牧会配慮（パストラルケア）が求められていると考えています。

このレポートでは、これまで私が出会った患者さんとの関わりを紹介し、その後、チャプレンの働きについて普段、考えていることなどを述べてみたいと思います。

二　人間関係の大切さを、人間を超える存在に問うたOさん

私たち日本人の多くは、自覚的に何かを信仰しているというわけではありません。しかし、そういう人も、命の危機的状況の中で、人間を超えるものに心が向くことがあります。それは何らかの宗教的教えを受け入れるということではなく、むしろ言葉にならないもの、理解できないものに心の窓が開かれるような体験だと言えるかもしれません。

入院された当初のOさん（五五歳、女性）の表情はとても暗いものでした。薬の調整などによって肉体的な苦痛がある程度緩和されても、Oさんはしばしば涙を流し、苦しい胸のうちを訴えられました。その苦しみにはいくつかの理由がありました。ひとつは、豊かで充実していた生活からの急激な転落です。Oさんは独身でキャリアウーマンでした。経営するブティックは順調に売り上げを伸ばし、仕事でしばしば海外にも出かけました。忙しいけれども、やりがいのある日々でした。それがこの一年半で、がんが見つかり、苦しい治療を続けたけれども、転移や再発などを繰り返し、今や病室からほとんど出歩けなくなってしまったのです。それまで医師から治療を頑張ろうと励まされてきたOさんは、ホスピス転院を勧めら

れた時、まったく納得できない気持ちになられたようです。

「体力をつけたら、また治療ができると聞いてきたんです！」

「それじゃ、今までの治療はなんだったんですか！　犬死にじゃありませんか！」

Oさんは、現状が全く受け入れられないように訴えられましたが、現実は変わらないことを感じると「苦しまないでさっさと逝かせてもらえないんですか。注射で眠らせてもらって」「この辛い思いを長い間するんだったら死を選択したいです」などと涙を流されました。

担当看護師と相談し、私はOさんを訪問しました。Oさんは、私に、経営していた店や住まいの様子を写した写真を見せ、これまでの充実していた生活を話して聞かせてくださいました。そして、自由に動け、おいしいものを食べ、働き、休暇を楽しんで生活できるから生きている意味があるのであって、今のように、何も生産的なことができないまま、ただ死ぬのを待つだけのような自分には生きている意味がない、と訴えられました。私の方から信仰や宗教的な話をすることは一切ありませんでしたが、何度か訪問する中で、こんな会話になったことがありました。

「神父さん（私のことを最初はそう呼んでおられました）にこんなこと言ったら悪いけど、私は無神論者なんですよ」

「死んだら誰かが待っていてくれる、とはまったく思わないんです。無になるだけ……。最近、親しい人を二人看取ったけど、最後は本当に〝灰〟になりました……」

Oさんの言葉は、何か冷めたようでありながら、実は、この現実の世界はあまりにも不条理ではあるまいか、現実とはあまりにもうつろで空しい世界ではあるまいか、そんなことが許されていいものか、と叫んでいるように私には聞こえました。

「……でも、冷たいお墓に入るのはいやなんです。あんな暗くて寂しい所に入れられるかと思ったら、それだけで悲しくなる」

「私の骨は家族の気配がする部屋の片隅にでも置いててほしい。みんなが集まる場所があるんですよ。リビングのような。そこの端っこにでも……」

いつまでも家族との結びつきの中にありたい、家族と過ごした生活の気配の中に存在していたいというOさんの気持ちが強く伝わって来ました。その繋がりを失う苦しみがどれだけ深いかということを、安易な宗教的表現を拒否することで表しておられたのではないかと思われます。

Oさんは、時折、兄のことを話されました。仕事仲間でもあった兄は、ときに意見がぶつかることもありましたが、それでもたいへん信頼し、慕っていることがよくわかりました。Oさんは、今話しているような不安や、自分が死んだ後のことを兄に話したかったようなのですが、そんな話題を始めると兄は、「そんな弱気なことをいうな！」と取り合ってくれないのだと言われました。キーパーソンは兄であり、スタッフも、兄の理解と協力は欠かせないと考え、Oさんの気持ちを兄に伝えはしましたが、それまでの家族関係のあり方もあって、あまり押し付けはできません。加えて兄は、他県で生活していたので、頻繁に来院することはできませんでした。

兄となかなか話す機会が無く、たまに顔を見ても弱気な話は聞こうとされない状況の中で、日数は経っていきました。ひと月半ほどのホスピスでの生活の中で、Oさんは時々笑顔が出るようになったものの、訪室すると、しばしば「死ぬのを待っているだけの自分に生きている意味などあるんでしょうか」と繰り返して問われました。また、しばしば、自分が死んだ後、兄は食事や身の回りのことをどうするのだろうかと心配し、その後、「きっと私がいなくても大丈夫よね?」と笑い、また心配する、ということを繰り返していました。その問いをいつも私と一緒に考えたり､思い巡らしたりしましたが､もちろん答えがはっきりと見つかるわけではありません。一度、帰り際に「こういう話をしていることはつらくないですか」と聞くと、「いや、こういう話ができるとだいぶ楽です」と言われたことがありました。おそらく、話し相手がいなければ、一人ぼっちで考えこんでしまうのだろうと想像しました。訪室し、深刻なことや他愛もないことを一緒に話し合って、「また来ますね」と帰る関わりを繰り返しながら、Oさんは、本当はお兄さんとこういう話をしたいのだろうと感じていました。

症状が少しずつ進み、部屋から出ることが少なくなったある日のこと、お部屋に伺った私に、Oさんはポツリとこう言われました。

「私は今まで何も信仰してこなかったけど……、最期はお願いしないといけなくなりました」

「お願い、というのは……?」

「……お祈りしてください……」

この時のことを思い出すたび、私はこの言葉がいかに重い意味を持っていたか思わされます。Oさんの願いは、もはや「病気が治りますように」とか「兄が安心して暮らしていけますように」といった個別的なことではなく、信じうるものもなく、すがるものもない「この私」という存在全体を受け止めてほしいという限界の叫びではなかったかと思うのです。私はすぐに言葉が出ませんでしたが、ただひと言、信じることの難しさと、そのような、自分では信じることのできない私たちを救ってほしいのだ、という気持ちを言葉にして祈りました。

「本当にそういうことだと思います」

祈りの後、窓の外に目をやったＯさんの頬には、一筋の涙が伝っていました。

Ｏさんは徐々に動けなくなっていきました。主治医が、容態を兄に電話で伝えるとともに、私はＯさんの承諾を得、Ｏさんがお兄さんと話したがっておられることを手紙に書いて送りました。直接、面識がなかったことと、手紙の方が本意を伝えやすいと思ったからです。

翌日、私とＯさんが話している時、病室に入ってこられた兄に、Ｏさんが話しかけました。

「これから兄ちゃんに何もしてやれんと思うとつらい……」

「でも兄ちゃんが病気になるより、自分がなった方がよかったと思う」

「私が死んだら、骨はみんなのいる部屋に置いてほしい」

兄はただ黙って聴いていましたが、突然、腕で顔を隠したかと思うと「そんなこと言うな！」と嗚咽（おえつ）されました。

私は、その兄の姿を見て、兄がどんな思いでＯさんのことを心配していたかということを思わされ、強い衝撃を受けました。私たちスタッフは、およそ、「お兄さんはもっとＯさんの話を聞いてあげたらいいのに」と、心のどこかに思っていたのです。でも、男泣きに泣かれる兄の姿を目の当たりにして、兄はおそらく、人には見せなくとも、これまで張り裂けるような心労を重ねてこられたのだろうということを感じさせられました。いかに、私たち医療者側の人間が、当事者側の心情に立つのが難しいかということを改めて学ばされた思いがしました。

どれくらい時間が経ったか、しばらくして二人は、子供の頃、線路伝いに鉄橋を渡って隣の町まで歩いた時の話をしはじめました。私は部屋を出ました。

翌朝、当直の看護師に聞くと、兄はその夜、泊まられたそうです。Oさんは「二人で話すことなんてめったにないから緊張する。帰ったらいいのに」などと言いながら、どこか嬉しそうだったと彼女は伝えてくれました。

この日から、スタッフ全員が、Oさんの表情が明らかに穏やかになったと感じるようになりました。三日後、姪御（めいご）さんに看取られて、Oさんは静かに息を引き取られました。

（亡くなった犬に）「マフラー編んで持って行かな……」

それが最後の言葉だったと、姪御さんが教えてくれました。

Oさんとの関わりを振り返って

この報告は、スピリチュアルケアがOさんの苦悩の軽減にどのように影響したか、どのような効果があったか、ということを伝えているものではありません。Oさんのスピリチュアルな苦悩は、私たちの関わりで具体的に軽減されたわけではありません。しかし、患者さんがスタッフを信頼してくださる時、それは、自分のスピリチュアルな苦悩を軽減してくれるからではなく、むしろそれが軽減できない苦悩であることを理解してくれる人だから、ということではないかと思います。

Oさんのスピリチュアルペインが軽減したのは、最後に、兄自身がOさんの言葉を受け止めるように聞いてくれたことによるものが大きいと考えます。

そのことがもっと早く伝えられ、受け止められていたらという議論があるかもしれません。しかし、それは、私たち周りにいる者の思いでしかなく、実際いろんな事情があって、それは困難なことでした。その中でOさんは、ある日、「お祈りしてください」と言われたのです。それはおそらく、現実以外のものを信じることのできない自分を含めた、この自分の現実全体を受け止めてくれる存在があってほしいという気持ちからではなかったかと思います。その時のチャプレンとしての私の役割は、Oさんの苦悩を本当に受け止めてくれる存在を思い、黙って見上げることだったと思っています。

三 「依存すること」と「委ねること」の狭間で苦悩したAさん

自主自立の精神で生きることを大切にしてきた人が、人生の最期に、神に委ねたいという気持ちを持ち、その葛藤の中で一つの答えを出された経緯を報告したいと思います。

Aさんは、私が臨床牧会実習（チャプレンとしての実習）をしていた東京の病院で出会った方で、五六歳の男性でした。仕事はジャーナリストで、おもに医療現場の取材をしてこられました。取材した映像が人気報道番組で流されたり、学会で評価されたりする優秀なジャーナリストでした。二年前に体調を崩したことから病院で調べてみると、がんであることがわかり、手術や化学療法を続けましたが再発、これ以上、積極的な治療を続けられないとわかった時、最後はホスピスで過ごしたいと、自ら選んで入院してこられた方でした。Aさんは、私がチャプレンの研修生であることを告げると、ぜひ話がしたいと部屋に招き入れて下さいました。椅子に腰掛けると、Aさんは、自分のしてきた仕事についても留まることなく話し続けられました。

「仕事でね、医療現場の取材を続けてきたんですよ。この病院にも仕事で何度も来たし、手術の様子も撮影したしね。看護教育用の教材も作ったんですよ。『暖かいケア』なんてタイトルをつけてね……。でも、いざ自分自身が病気になってみると、自分の目は節穴だったって思います。何を見てきたのかって……。気づいた時には遅すぎるってね……」

そう言うと、Aさんはおもむろにテーブルの上に置いてあったホスピスのミニ・コンサートのチラシを取って私に手渡しました。そして、その一番下のところに記されてあった小さな文字を指差したかと思うと、

「今の僕にはこれしかないんです」

と、その場に泣き崩れられたのです。

指の先には次のような言葉が書かれていました。

「疲れた者、重荷を負って苦労している者は私のもとに来なさい。休ませてあげよう。」（マタイによる福音書一一章28節）。

突っ伏して泣くAさんの背中を見つめながら、私はひと言の言葉もかけられませんでした。私はただ黙ってAさんの背中を見守っていました。Aさんは背中を震わせ嗚咽していましたが、しかしその姿は、私には、何かとても大きなもの、慈しみ深いものの前で泣いているようにも見えました。そう思うと私は、自

分がAさんとその何か大きなものとの間に入って邪魔をするようなことをしてはならない、と強く感じたことを覚えています。

しばらく時が経って落ち着かれると、Aさんは静かに口を開きました。

「自分は何もわからないのだけれど、洗礼を受けたいと思います」

そして続けて、こうも言われました。「でも決心できなくて迷っているんです……」

「迷っている……。洗礼を受けたいと思うんだけど決心できないんですね」

私は答えました。

「自分はこれまで、他人に依存しないで、自分の力で生きることを大切にしてきたんです。自主自立の精神って言うか……。しっかりと自立して生きることの大切さを、自分にも家族にも言い続けてきたんです。それが最期になって神に頼る、ということになれば、それまで自分が言ってきたこととか、そういうふうに生きてきた人生のすべてを否定することになるんじゃないかって……。そう思うと迷うんです」

しばらく間があって、私は尋ねました。

「神を信じることが、Aさんにとって、それまでの人生を否定することになるのですか?」

「それがまだわからないのです……」

Aさんと私の間に、またしばらく沈黙が広がりました。私からはそれ以上、何も答えず、お話できて嬉しかったこと、また伺いたいと思っていることだけを伝えて部屋を出ました。

それから何度かAさんを訪問しました。洗礼のことは、私から話題に出すことはありませんでした。Aさんは、これまでの仕事のことや家族のこと、葬儀や散骨について希望していることなどを話されました。

Aさんは現在の妻と、長い間、内縁関係にあったことを打ち明けて下さいました。もともとは結婚してすぐに子供が生まれましたが、いろんな経緯があって家を出て、職場が同じだった現在の妻と、長い年月、籍を入れないままに一緒に暮らして来たのでした。

籍は入れないままでいい――二人ともそう考えていました。

しかしAさんは思わぬ病気になりました。二年の闘病生活を二人で送り、「あと一年くらいです」と余命を告げられた時、Aさんたちは入籍しようと決めたそうです。

「結婚指輪は、Aが亡くなってから着けようと思っています」

妻はある日、病室の外でそう語りました。

そんな経緯を伺う中、何度目かにお部屋を訪れた時、Aさんは言われました。

「あの、何の準備もなく、あれなんでしょうが……やっぱり洗礼を受けさせてもらいたいと思うんです」

突然だったので、私は思わず、こう聞き返しました。

「この前、『洗礼を受けることはこれまでの人生を否定することになりはしないか』とおっしゃっていたことはどうなりましたか」

「ご褒美だって思ってます。これまで一生懸命、生きてきたことに対するご褒美として与えてもらったって……。今までの人生を否定するんじゃなく……。人様から見れば、大したことじゃないかもしれないけれど、自分なりに頑張ってきたんですよ……。それはそれで、神様は褒めて下さるんじゃないかって。だいぶ遠回りをしたけれど、それも含めて、ここまで来たことを『よく頑張ったって』言ってくださるんじゃないかって……。勝手な想像ですけど……」

しばらくの沈黙の後、Ａさんは続けました。

「ただ、赦してもらうというか……それは人間にはできないことで……赦せるのは神しかいないでしょう……」

目から一筋の涙がこぼれていました。

数日後、病室で洗礼式がもたれました。ＡさんとＡさんの妻、洗礼を授ける司祭、そして私の四人だけの静かな洗礼式でした。

その後、調子がよい時には、妻に車椅子を押してもらってテラスに出かけ、不安な時には、しばしば一人でチャペルに座り、「こうして祈っていると何かに包まれている気がして少し心が安らぎます」と語っておられました。

Ａさんは、壊れていたチャペルの鐘を「僕の最後の仕事です」といって仕事仲間に頼んで修理し、その後、ひと月ほどして静かに旅立たれました。

Ａさんとの出会いを振り返って

命の時間が限られていることを突きつけられた時、Ａさんの心を苦しめたのは、その命の時間を本当に大切なことのために使ってきたのだろうかという疑念でした。医療の現場を取材し、社会的には認められながらも、そこで苦しんでいる人の気持ちを本当には理解していなかったことを突きつけられ、仕事への自信がぐらつきました。また、事情があったとはいえ、自分の生き方によって周囲の人々に与えてしまった苦痛を思う時、それは贖(あがな)うことのできない心の負債となってＡさんを苦しめました。

それはAさんにとって、どうしても赦してもらわなければならないことであり、また、誰も他人が赦すことのできないことでした。たとえ周囲の人がみんな赦してくれても、自分で自分を赦すことができないような負い目だったからです。Aさんにとって「赦される」とは、自分と同じような罪深さに立っている人間からではなく、人間を超える絶対的な存在から与えられなければならないものだったのだと思います。

今から思うと、あの日、嗚咽していたAさんの涙は、本当は、すでに赦されていることの表れではなかったかという気がします。Aさん自身が自覚できるようになる前に、Aさんはすでに赦しの中に入れられていたのではないか、だから泣くことができたのではないかと……。

チャプレンとしての私の役割は、そこに何か付け足したり言葉をかけたりすることではなく、Aさんと Aさんを赦し得るものとの間に起こった出来事を見届けることだったのではないかと思います。

四　孤独の中に感じられた絆——Tさんのこと

Tさんは、長く不動産会社に勤めてこられたサラリーマンで、浄土真宗本願寺派の門徒でした。京都で勤めておられた時は、自らも信徒の一員としてお寺のご奉仕にもあたっておられたそうです。いつも多弁で表情よく過ごしておられました。趣味で続けていた油絵にも、定年後は本格的に取り組み、個展を開いたりもされていました。光と空気感の伝わってくる穏やかな絵柄の風景画を多く描かれていました。

Tさんは脊椎に転移したがんが増大したために両足に麻痺が出て、一日中ベッドで動けず、天井を見て過ごすしかありませんでした。それでも在宅療養中や入院当初は絵筆を握り、窓から見える景色をスケッチしていましたが、徐々に病状が進行していくと、そういう気力もなくなっていったようです。呼吸機能が低下したために、痰が絡んでしまうことが多かったAさんは、病室の加湿器の水の残量には常に気を使っておられました。一度、看護師が水を足し忘れた時には、ふだん穏やかなTさんが強く怒りを表されたことがありました。それは、痰が増えるということへの心配だけではなく、そんなことさえ他人に頼むしかない自分の惨めさや不甲斐(ふがい)なさなどが溢れ出した怒りではなかったかと想像します。

Tさんとは、絵の趣味も合い、どちらかというと深刻な話よりは明るい気楽な会話になることが多かったのですが、ある日の夕方、お部屋に伺うと、いつも多弁なTさんが少し沈んでいるように見受けられたことがありました。お部屋に入ると、いつもご自分から話しかけてくるTさんが、しばらく黙ったままです。私も少し黙っていると、ぽつりと言われました。

「妻に申し訳ないことをした……」

実はこの日、いつものように病室に入ってきた妻が、風邪をひいたのか、少し咳き込んでいたというのです。それを見たTさんは、「部屋におる時くらいマスクせいっ！」と強く怒鳴ってしまったといいます。

「わしは今、風邪に一番気をつけんといかんことくらいわからんのか！」

呼吸機能に不安があり、加えて自由に部屋から出られないTさんにとって、常にそれは敏感にならざるを得ない問題でした。

「それで、奥さんはどうされたのですか」

「何も言わんと、黙っていつものように洗濯物を持って帰りました」

「そうだったんですか……」

部屋に静けさが訪れました。Tさんは黙って天井を見つめていました。

「……あいつもわしのことを思って来てくれてるのに、その気持ちを思うと悪かった……。ほんま、いちばん辛いのは家内なんです。あいつがいちばん心配してくれてるんですよ」

そう言いながら、Tさんは動けない体で、天井を見つめたまま涙を流されました。

落ち着かれた後、Tさんは言葉を続けました。

「……牧師さん、さっき、あの窓から一番星が見えたんですよ。小さい光なんですけどね。それを見ていると、その光の中に仏様の心を感じてきたんです。その星からこちらまで、光がスーッと届いているように思うたんです。そう思うと気持ちが落ち着いてきた。それまでイライラしとったのが静まってきたんです。自分の心が映し出されているのかもしれません……あの光が絵に描けるようになったらええんですけど……」

Tさんには、いつの間にか、またいつもの笑顔が戻っていました。

Tさんはそれから再び、絵筆を握ることはなかったと思います。けれども、本当に描きたいもの、描かなければならないものを、Tさんは見つけられたのではないかという気がします。いつも多弁に語る方で、しゃべりすぎて疲れてしまう心配があったので、私はその後、頻繁に訪問したわけではありません。けれども、そういうTさんだったからこそ、前記のしんみりとした会話が思い出されます。症状が進み、膀胱にカテーテルを入れる話が出た時、気落ちして涙を流しておられたことがカルテの記録に残っています。

Tさんの気持ちを思うと誰も慰められない状況だったことでしょう。でもTさん自身は、落ち込み、いらだち、不安になることを繰り返しながらも、いつも、きっと最後には、この仏様の慈悲の中に自分が置かれていることを感じておられただろうと私には思えます。人は、苦しい時、本当に孤独な時、そのような存在から届いている暖かい眼差を感じることができるのだ、とTさんの言葉から教えられたように思います。

Tさんとの出会いを振り返って

Tさんは、「星」を通して何を見ておられたのでしょうか。Tさんの言葉には、自分に向けられた眼差があることを見出している姿が伺えました。自分自身も不安やイライラが募っていたことから妻に心無い言葉をぶつけてしまって、そのことで余計心が乱れてしまいました。平安がかき乱され、落ち着きがなくなりました。けれども、星を見つめていると、そこに仏様の慈しみに満ちた心があって、そこから自分に向けられた繋がりがあることが感じられたといいます。その小さな光との繋がりの中に心が落ち着いてきて、それは、仏様の心であると共に自分の心が映し出されている光のような気もしたといいます。

Tさんは、明るく気丈に振る舞う中にも、決して他人が触れられない悲しみや不安を抱いていたことでしょう。それはTさんに限らず、重い病の中にある人すべてに通ずる気持ちだと思います。安易に慰めたり励ましたりすることのできない、誰も手を触れられない孤独な部分が人間の深いところにはあります。だからこそ、人が誰も触れられないところに届いている光があることを感じられる感性が、スピリチュアルな面に関わろうとする人には求められるでしょう。それが患者さんの安心感につながることがあるからです。人が直接、触れると傷つけたり汚したりしてしまう部分に、そっと降り注いでいる光があることを、Tさんは教えてくれていたように感じるのです。

以上、このレポートでは、患者さんとの「超越性」あるいは「宗教性」というものが意識された関わりについて述べてきました。それは、ホスピス・緩和ケア病棟で経験する看取りの事例としては少数なのかもしれません。しかし、命の危機という極限状況の中で、日常の「目に見えるもの」によるだけでは支えられなくなった時、目には見えなくても信頼できる何らかの存在、証明できなくても確かに繋がっていると感じる何らかの存在を思う心が生まれる、ということを私は報告しなければならないと感じたのです。

もちろん、広く言われているように「スピリチュアル」と「宗教的」は同義ではありませんし、私の患者さんへの関わりもそのような狭い範囲の中に限定されているわけではありません。しかし同時に、宗教は長い歴史の中で、人間の最終的な関係性を有限性の向こう側に求める役割や、有限なこの世で解決し得ない問題を有限性の向こうに逃がす役割を担ってきたと思います。

スピリチュアルケアが緩和医療の一環として提供されるということは、有限性の向こうにあるものを有限性の中で取り扱おうとする営みだと私は考えます。であれば、そのことは自ずから、内に矛盾や不確実さ、曖昧さを含むことになります。だから、スピリチュアルケアの方法や評価に関して、議論があまりに単純化されたり、客観的で、すっきりしすぎてしまうことには、かえって違和感を感じます。永遠で無限のものを論じようとするならば、むしろそこに矛盾や曖昧さが残るはずですし、その矛盾や曖昧さを大切にする感覚が忘れられてはいけないと思います。そういう思いをもって、このような超越的で宗教的な領域に視点を置いた報告をさせていただきました。

さて、ここからは、普段の関わりの中で私が感じていることや、スタッフの中でのチャプレンの立場などについて述べたいと思います。

五　チャプレンの役割

体に不安なく、心穏やかに暮らしたい、社会の中で役立ちたい、というのは私たちの理想です（ＷＨＯの健康の定義もそのような要件を含んでいます）。患者さんをその理想に少しでも近づけていくために、多くの医療職が働いていると思うのですが、反対にチャプレンの仕事は、そのような理想には近づけない現実がある中で、現実がいかにあろうと変わることのない「存在の肯定」を確認していく作業だと言えるでしょう。

六　解決することを超えて

スピリチュアルケアでは「傾聴」や「共感」が大事であると言われますが、私たちは、「医療者としての責任」みたいなものを感じると、かえって傾聴や共感ができにくくなる、という習性（のようなもの？）があるのではないかと感じています。というのは、医療者として患者の訴えを聞いた時、それは「解決」「改善」しなければならない「問題」となり、そうなると問題をただ悠長に「聴いている」「共感している」というだけでは、何もしていない、責任を果たしていないような気持ちになるからです。

スピリチュアルペインが医学的な「問題」（あたかも「疾患」であるかのように）と見なされると、その問題が「解決」「改善」されることが緩和ケアの目標になります。そうなると、悩みなど死ぬまでなくならない人間は、いつも「疾患」を抱えた人間になってしまいます（それはある意味で正しいと言えますが）。スピリチュアルペインは、自分が存在していることの深い意味に気付かせてくれる大切な心の機能です。援助の目的は、これをなくしてしまうことではなく、その機能が果たしている役割に気付き、その苦悩が導こうとしている深い慰めと祝福の源に、患者さんが歩いていけるように手伝うことです。

しかし現実には、それはたいへん困難な作業です。「苦悩が軽減された」などということが起こらないことの方が真実だろうと私は思っています。「楽になりました」「癒されました」などと言われる患者さんや家族の心の中には、その何倍もの、未だ癒され得ない領域が残されているはずだからです。

患者さんの気持ちに共感し受け止める関わりを続けることで、患者さんの苦悩が少し和らぐこともありますが、そうでない場合もあります。それは援助者の関わりに問題があったからかもしれませんが、患者さんが偽りの安心を拒否し、懸命に真実と格闘しておられる姿であるかもしれません。

私を指導してくださったチャプレンの先生が、患者さんの言葉に耳を傾けることについて、次のように語ったことがあります。「涙を流されたり笑ったり、ある時には憤りを表したりして話をされる。ひたむきに生きてこられた一人ひとりの人生というのは、それ自体で尊いのだという思いに深く駆られる……」。受容できたか、できなかったかではなく、与えられた人生を生きたというそのこと自体が尊いことなのだ、と確認していくこともスピリチュアルケアなのだと深く思わされます。患者さんが現実を受容できるようになることだけにケアの意味があるのではなく、受容できない患者さんを周囲が受容できているということにも深い意味があるはずです。解決できたことも、できなかったことも、抱えながら死んでいくのが人間の正直な姿であると思います。医療者が考えるケアの理想像に患者さんを導こうとするのではなく、理想的にはあり得ないかもしれないが、あるがままの姿の中に、患者さんの人生の深み、尊さがあることを見出していくことも大切なことだと感じています。

七　評価の難しさ

私たちはしばしば、カンファレンスにおいて、自分たちの関わりが患者や家族に「どのような効果を及ぼしたか」とか、患者が「どのように変わったか」というような「目に見える効果」に囚われがちです。けれども、スピリチュアルケアにおいて大切なことは、「目に見える形で効果が現れなかったこと」を、誰かがずっと続けていたかもしれないということへの眼差でもあると思うのです。力になれなかったと感じることの中に「寄り添う心」があったり、無力感を感じている人が一番患者さんの近くにいたりします。難しい患者や家族に関わる時は、看護師も相当悩んだり傷ついたり、無力感を感じていることがあります。そのことに心を留めることもチャプレンの大切な役割だと考えています。

看取りの現場では、もう過ぎ去ってしまったこと、やり直せないこと、後悔の残ることが起こってしまいます。しかしその出来事に、本当はどういう意味があるのか、という答えには、何年も何十年も経たないと明らかにならないこともありますし、何が正しかったのか、どうすればよかったのか、というようなことは結局、相対的なことでしかなく、判断のつかないこともあります。結果として、曖昧で矛盾した気持ちを抱えたまま時が経つこともよくあります。

チャプレンは、人の心の中にある「矛盾」や「曖昧さ」を大切にできる気持ちを持ち、多くの人が結論を出してしまうそのところに、何か大事な物語の始まりがあるかもしれない、ということを忘れないでいる役割があると思います。

八　おわりに

このレポートの中で、私は、具体的な個々の関わりが、患者さんのスピリチュアルペインに「どのような影響を及ぼしたか」「どのような効果をもたらしたか」というようなことを報告したわけではありません。患者や家族、スタッフも含めて、一人の人間が旅立とうとしている現場に関わっている人の、心のありように影響を与えている因子は無限にあり、その相関関係を紐解いてゆくことは不可能です。ただ、そのような解読不可能なダイナミズムの中で、チャプレンがどのようなことに配慮し、どのようなことを感じながら関わっているか、ということの一端を紹介できればと願って、このレポートを記しました。

あくまで、私の個人的な感想の域を出ませんが、スピリチュアルケアに関心を持たれる多くの方々の、何らかの参考になれば幸いです。

健康優先社会におけるスピリチュアルケア

赤刎正清（あかはね）

一　はじめに

スピリチュアリティやスピリチュアルケアそのものに関するお話は、『スピリチュアルケアを語る』やこの『続・スピリチュアルケアを語る』の中で既に多くの先生方によって述べられていますので、ここでは私たちがいま直面している社会問題を通して、スピリチュアルケアのお話をさせて頂きます。

私たちの住んでいる日本という国は、急速にグローバル化の進む中で先行きが非常に不透明となっています。そこに住む私たちは、世界で起こっている出来事の影響を生活の中で肌身に感じます。そして私たちは、その急激な変化に対応することが出来ずに、自己の存在意義を見失い、豊かな感性をどんどん喪失しています。実際に、社会に取り残され、自らの存在意義を見失った青年が無差別殺人に及ぶという凄惨な事件が多発しています。そしていつ自分自身が被害者になるのかもしれない、また加害者の立場に立たされるのかもしれないという得体の知れない恐怖が足元に押し寄せています。かつて国策として「美しい国、日本」というものが掲げられましたが、そのスローガンは、グローバル化によって破壊されつつある日本の美しくない部分をさらけだすことによってしか、証明出来ない空しさを感じさせさえします。美しい自然に恵まれ、長い歴史と特有の文化を持つ日本は、急速なグローバル化の中で、世界の人々からのあこがれと尊敬を失おうとしています。そのとき、私たちの子どもの世代が思い描く故郷（ふるさと）とは、いったいどのような日本なのでしょうか。これも、日本人のスピリチュアリティに深く関わってくる問題です。そこで日本人が共通して直面している社会問題を通して、私たちが、私たちの「いのち」を私たちらしく生きていくためのスピリチュアルケアのあり方を探っていきたいと思います。

二　グローバル化の中で

日本ではこれまで、国をあげて構造改革が推し進められてきました。グローバル化が進む中で過剰な人や物や情報が次々と流入し続けています。そのような多様化にさらされる社会状況の中で、利益や権益を享受している者がいます。彼らは、自らのアイデンティティを保つために、その支配の網の目をより緊密にし、人々の心にその支配構造を内在化しようとします。そして私たちは、そのような支配構造の中で自らの情報を得体のしれない何者かに無造作に差し出しています。私たちの個人情報は知らない間に監視され蓄積されているのです。

その代表的な例として挙げられるのが、犯罪報道です。犯罪や事件が起こる度にテレビは、監視カメラで記録された犯人像を映し出します。ところが見つめられているのは犯人だけではなく、私たちも日々の生活を、常時、不特定多数の監視カメラに見つめられています。そして私たちは監視カメラを意識しながら生活していくうちに、監視されていることに慣らされて、自然に「お利口に」生活するようになります。

このような監視社会は医療現場の中にも見て取ることができます。私たちが入院した場合、私たちの行動や健康状態は絶えず病棟の中央に配置されたナースステーションで監視・モニタリングされています。そしてその病院自体が、国家が定めた法令や行政指導によって監視されています。つまりグローバル化が進み、監視の網の目が緊密になる中で、私たちの健康は、好むと好まざるとにかかわらず国家の支配の眼によって直接的・間接的にモニタリングされているのです。

このような現象は、今の時代特有なものでしょうか。そこで次節において、新約聖書時代に遡って支配構造を検証してみたいと思います。

三　新約聖書時代には

ここでは先ず、イエスという一人の青年が、ローマ帝国によるグローバル化によって進む格差社会の中で行なった活動を、スピリチュアルケアとして捉えようと試みます。そして、そこから現在、アメリカによる一極集中支配と呼べるようなグローバル化が進む中で、先行きの見えない不安感を抱く人々に対して、どのようなケアをしていけばよいかヒントを得ようと考えます。

イエスが生きた時代も現代と同じように、ローマという帝国によるグローバル化が進む中で、社会生活の中に人や物や情報が留まることなく流入し続けていました。キリスト教成立の背景でもあるローマ帝国もまた、ヘレニズム世界の傾向を引き継ぐ形で、ローマの平和という広域秩序の確立を実現しました。初期キリスト教が伝道活動を行ったのは、まさに「グローバル化」と「多元化」の世界だったのです。そして「ローマの平和」が地中海世界を席巻する中で、イスラエルもまたローマ帝国によるグローバル化の波に洗われていたのです。流動性が過剰な状態では、そこを支配している組織や体制は多様性を疎外するようになり、社会構造を原理化・保守化することによって、自らのアイデンティティを保とうとします。人や物や情報が津波のように押し寄せてくる中で、ローマによる一元化に対抗しようとしたユダヤ教の支配者たちは、自らのアイデンティティを保つ為に教理・教義を強化し次第に原理主義に傾いていきました。

四　グローバル化に抗うイエス

そのような生活環境の中で貧しい人々の多くは、精神的な病に追い込まれました。人々は自らの存在意義が失われていく中で、行く先の見えない不安に対するスピリチュアルな危機に直面していました。そして本来ならば、それらの人々の心の拠り所であるはずの宗教指導者が、かえって民衆の生活を厳しく監視・管理しました。それゆえに貧しい人々は、益々心を病むようになったのです。そのように精神的に追い込まれていった人々の様子を新約聖書は生々しく伝えています。その一節をお読み下さい。

悪霊に取りつかれたゲラサの人をいやす

1一行は、湖の向こう岸にあるゲラサ人の地方に着いた。2イエスが舟から上がられるとすぐに、汚れた霊に
取りつかれた人が墓場からやって来た。3この人は墓場を住まいとしており、もはやだれも、鎖を用いてさえ
つなぎとめておくことはできなかった。4これまでにも度々足枷や鎖で縛られたが、鎖は引きちぎり足枷は砕
いてしまい、だれも彼を縛っておくことはできなかったのである。5彼は昼も夜も墓場や山で叫んだり、石で
自分を打ちたたいたりしていた。6イエスを遠くから見ると、走り寄ってひれ伏し、7大声で叫んだ。「いと
高き神の子イエス、かまわないでくれ。後生だから、苦しめないでほしい。」8イエスが、「汚れた霊、この人
から出ていけ」と言われたからである。9そこで、イエスが、「名は何というのか」とお尋ねになると、「名は
レギオン。大勢だから。」と言った。10そして、自分たちをこの地方から追い出さないようにと、イエスにし

きりに願った。[11]ところで、その辺りの山で豚の大群がえさをあさっていた。
[12]汚れた霊どもはイエスに、「豚の中に送り込み、乗り移らせてくれ」と願った。[13]イエスがお許しになったので、
汚れた霊どもは出て、豚の中に入った。すると、二千匹ほどの豚の群れが崖を下って湖になだれ込み、湖の
中で次々とおぼれ死んだ。[14]豚飼いたちは逃げ出し、町や村にこのことを知らせた。人々は何が起こったのか
と見に来た。[15]彼らはイエスのところに来ると、レギオンに取りつかれていた人が服を着、正気になって座っ
ているのを見て、恐ろしくなった。[16]成り行きを見ていた人たちは、悪霊に取りつかれた人の身に起こったこ
とと豚のことを人々に語った。[17]そこで、人々はイエスにその地方から出ていってもらいたいと言いだした。
[18]イエスが舟に乗られると、悪霊に取りつかれた人が、一緒に行きたいと願った。[19]イエスはそれを許さないで、
こう言われた。「自分の家に帰りなさい。そして身内の人に、主があなたを憐れみ、あなたにしてくださった
ことをことごとく知らせなさい。」[20]その人は立ち去り、イエスが自分にしてくださったことをことごとくデ
カポリス地方に言い広め始めた。人々は皆驚いた。

（マルコによる福音書五章1－20節より）

この物語の中に出てくるゲラサの人も、おそらく生活環境のグローバル化に取り残され、社会から排除され、孤独の中で魂に痛みを覚えるようになったのでしょう。その痛みによって自傷行為を繰り返すホームレスのような生活を送ることを余儀なくされていたのです。滝澤武人は、このゲラサの人について次のように書いています。

なんという悲惨な差別的状況ではないか。彼は社会から完全に隔離され、誰からも一人の人間として

認められることもなかった。そして、誰とも語ることもなく孤独に生きており、誰も彼の心の中をのぞこうとはしなかった。それは全く絶望的な状況であった。しかしながら、そのような状況の中からでさえも、彼は何かを懸命に求めようとしていたのである。鎖や足枷を引きちぎるという行為は、彼が人間としての自由と尊厳を求めようとしていたということなのであろう。墓場や山で昼も夜もわめきちらし、自分自身のからだを石で打ちたたいていたのは、他者との交わりと愛とを必死に追い求めていたからであろう。そのような行為は、一人の「人間」としての彼の魂の叫びにほかならなかったのである。

このような社会環境の中でイエスという一人の青年は、このゲラサの人の心の奥のスピリチュアルな部分の痛みに、共感し、憐れみ、その痛みに配慮の眼差を向けました。イエスはゲラサの人に向かって、ただひと言「名は何というのか」と尋ねます。イエスは、魂に痛みを覚えたゲラサの人に対して、これまで縛られていたものから脱出する新しい方向性を与える意味で「名は何というのか」と声をかけたようです。「お前の生きている根拠はどこにあるのだ。お前のアイデンティティはどこにあるのか」という声に聴こえたに違いありません。ゲラサの人は、荒れ野での地獄のような日々から解放されることを望んでいました。多様化する社会の中で自らの存在意義をイエスの一つひとつの「いのち」を大切に見つめる眼差と出会うことによって発見しました。他者との「出会い」もスピリチュアリティにとって重要なキーワードです。人間は、普遍的にスピリチュアルな存在であり、誰もがどこかでスピリチュアルなものとの「出会い」を求めています。窪寺俊之は、そのようなスピリチュアリティについて次のように述べています。

人間の能力や資質を超えた権威、能力、知識、愛を持つ超越者に助けを求めるのは、患者が自分の限界を感じたときです。人間には究極的に安らぎ、愛、希望が必要だからです。このように、すべての人の心の中には、自分を超えたものから揺らぐことのない平安、裏切られることのない愛、消えることのない希望を求めたい願望があります。自分や他の人に失望したり、人間の限界に気づくと、超越的存在（神仏）や自然の偉大さに自分の生死を丸ごと受け入れられたいと切に期待し始めるのです。それがスピリチュアリティです。

グローバル化の進む世の中で排除され、「自分は誰なのか」という問題を抱え、自己を確立することに苦しんでいたゲラサの人は、イエスという青年と「出会い」、超越的なものに対する視点を与えられることによって魂の痛みから解き放たれました。新しい眼差への気づきが与えられたのです。さらにイエスは存在の枠組みを取り戻し、正気に戻ってイエスの宣教に関わりたいと願う男に、それを許さず自分の家に帰るように命じます。イエスの弟子になって新しい社会に進出するのではなく、これまで住み慣れた枠組みの中での社会復帰を促し、そこで身内に病気の快癒の報告をするようにイエスは求めました。イエスの癒しは患者の魂の痛みを聴き、癒すだけでなく、患者自らの力で、グローバル化の進む社会の枠組みの中に再び健康に生きていくことが出来るようにするものでした。ここにただ、悲しみや苦しみを取り除くのではなく、生きていることに喜びを感じられる生活を取り戻すというイエスのスピリチュアルケアラーとしての側面を見ることが出来ます。イエスの癒しは、原理主義化しようとしているユダヤ社会の歪みの中で、苦しんでいる人々への人間解放運動としてのスピリチュアルケアだったのです。

五　現代の医療現場がもつ問題点

グローバル化の進む現代と同じように、イエスが生きた時代も、社会格差や孤独によって魂に痛みを負って苦しんでいる人々の存在がわかりました。そこで、ここからは医療問題、とりわけ健康問題を通して、いかに現代に生きる我々が魂の痛みを負わされようとしているか、をお話しようと思います。

私たちの社会は、望めば世界中のどこでも均一化された医療の恩恵を享受出来るようになることを目指しています。医療者は大量の情報の中から一定の根拠に基いた治癒確率の高い医療・ＥＢＭ（Evidence Based Medicine）を患者に提示し治療し、そこからまた症例を蓄積します。そして、その蓄積された情報の中から正常値を設定し、更にその設定値を逸脱した人を病人と認定し、スタンダードな医療を選択し提供するという循環を繰り返しています。患者の身体状況は標準値という物差しで計られようとしています。患者はどこにおいても同じ成分の輸液を点滴され、同じ効能の抗せい物質を投与され、国家や医療者の期待する健康を維持させられるのです。あと数年で患者の情報は全て電子カルテに記録され、医療者も患者も、そして投薬される錠剤一粒一粒までもがバーコードで管理されるようになるでしょう。勿論そのような環境では、患者の主観的な訴えはＥＢＭという枠組みの中に反映されず、医療現場において人間らしく生きている患者の姿を見つけることが難しくなります。いつのまにか医師は、手元にある電子カルテのデータと対話し、患者は目の前の医師と深く関わることなく採血の検査数値に一喜一憂するようになります。わたしたちは「ピッピッ」という医療機器のたてる音を違和感無く聞き、いつでもどこでも同じ味のハンバーガーを食べる安心感を医療現場でも味わおうとするようになるのです。

このように現代の医療現場では、医師も患者も客観的なデータを過大に評価し、それに頼りきってしまい、医師は患者の訴える主観的な痛みを省みる余裕を失います。そして患者自身も高度医療の現場において主観的な訴えをすることがなにか場違いのように感じるようになります。客観的なデータに現れない「なんとなく身体がだるいのです」という患者の主観的な訴えはデータとして蓄積されず、病気として認識されません。しかし、現代医療はそのような患者の持つ主観的な訴えや、病いに対する不安を省みることなく、更に革新的な技術を開発し、治癒不可能と言われている新たな難病に挑もうとしています。患者は最新鋭の機器の中で電子音に取り囲まれ、益々孤独になろうとしています。特定の疾病と対峙するために高度に専門化・細分化された医療現場では、機器に埋もれた患者の孤独な姿は省みられることはありません。そして本来は、患者の主観的な痛みとしての叫びを聴き取る心の専門家さえ、その構造の一員に巻き込まれようとしています。医療技術は革新的に進歩しましたが、イエスの時代と同じように、いったん制度の中に組み込まれてしまった者によって、人間の心の奥底にあるスピリチュアルな痛みは取り去られることはないのです。

六　健康領域にまで侵犯してきた格差社会

ここまで、医療の世界においてもグローバル化が進み、世界的に均一化された医療の中で、人間の魂がいかに危機的な状況にさらされているかをお話してきました。しかし、革新的に医療技術が進んだ現代において、更にスピリチュアルな痛みが増大しようとしています。それは、いったいどういうことなのでしょうか。

私たちは、疾病を抱えていない状態、つまり日々の生活においても自らの健康を主観的に感じるのではなく、客観的な標準値と比較することで感じとるようになってしまっているということです。

詳しく説明しますと、私たちは、「今日は爽快だ」という主観的な健康ではなく、毎朝、血圧や体重を測り、その数値で健康かどうかを決めようとします。グローバル化が進み、社会格差が顕著になる中で、社会の保守化・原理化と歩調を合わせるように、少しでも社会から取り残されまいと、我々自身が、社会の望む健康状態を維持しようと努めます。昨今、テレビ報道で問題にされている安直なダイエットや危険な健康食品の問題をみれば、いかに現代人が健康でなければならないという脅迫観念に囚われているかは明白です。動脈硬化は看過できない問題ですが、娯楽番組が垂れ流している大量の情報は我々に、まるで血液がサラサラでなければ生きていけないという印象を与えます。更に、このような問題に追い討ちをかけるように健康不安を私たちの心のうちに内在化していく事柄がおこりました。国が「国民が健康でなければならない」ことを法律によって明文化したのです。平成一四年八月二日公布、平成一五年五月一日に施行された「健康増進法」というのがその法律です。その第二条に次のように書かれています。

（国民の責務）

第二条　国民は、健康な生活習慣の重要性に対する関心と理解を深め、生涯にわたって、自らの健康状態を自覚するとともに、健康の増進に努めなければならない。

疾病の治癒から予防医学へと社会の関心が移っていく中で、確かにこの法律の施行は、予防医学の発展・促進にとって画期的なものとなり、早期がんの発見・生活習慣病の予防に役立つものとなるでしょう。しかし私たちは、国から望まれている健康観をそのまま受け入れてよいのでしょうか。

この条文の抱える最も深刻な問題は、私たち国民は健康でなければならないという脅迫観念が国家によって心の中に押し込められたことです。この条文には国民は責務として「健康の増進に努めなければならない」と定められています。格差社会が益々顕著になる中で、社会保障費は削られ、持たざるものは充分な医療を享受出来ず、一度、病気になれば、国民の責務を全う出来なくなっています。かつてファシズムに傾いていった私たちの国家は、私たちの生活に制度として「健民運動」を推し進め、健康であることを義務付け、私たちの健康をコントロールしようとしました。国益の為に国民の健康状態を管理しようとする欲望は、かつての優生保護法、そして今回の健康増進法として、時代や状況を超えて今も尚、脈々と流れているのかもしれません。藤野豊は、現在に至るまでいわゆる生殖操作や、あるいは臓器移植の前提となる脳死判定の容認論のなかにも優生思想は浸透してきているとして次のように語っています。

戦後の優生思想はさらに「母性保護」とか「生殖操作」という格好の隠れ蓑を得た。「戦後民主主義」は女性の「母性」には寛容であったが、病者・障害者には厳しかったのである。その厳しさの底流に、ナチズムや日本ファシズムにおいて明確にされた「存在に値する生命」と「存在に値しない生命」という価値判断がある。

ファシズムが台頭した時代と同様に、グローバル化が席巻している現代において、我々は、「持てるものでさえ、いつ自分が国家によって定められた健康という枠組みから逸脱し〝存在に値しない生命〟として社会から排除されるかわからない」恐怖と闘いながら、この格差社会を生き抜かなくてはならないのです。こうした不安こそが現代社会が抱える魂の痛みと言えるのではないでしょうか。このような我々の存在意義を根底から揺さぶるような恐怖から、いったいどのようにして我々は救われるのでしょうか。

七　新しいスピリチュアルケア・モデルの構築の必要性

イエスという青年が生きた時代は、ありとあらゆる病が人間を死に至らしめる時代でした。そして宗教者は神殿礼拝と律法の遵守を、病に苦しむ国民に厳しく要求しました。これは、宗教制度を確立させることで自らの存在意義を保つことを意味していました。しかし逆に、死の恐怖と闘う人々の心をかえって苦しめることとなりました。人々の心の中に罪と律法と病いによる負のスパイラルが生まれることとなったのです（図1）。しかし現代では、多くの病気が治療可能となっています。にも関わらず、国家は健康という領域にまで支配の網の目を張り巡らせ、患者の主観的な痛みを扱わないデータ重視の医療によって、人々の健康観を左右し支配しようとしています。

イエスの生きた時代、グローバル化にさらされた社会は原理化・保守化の道を選ぶ中で病者を切り捨てました。同じように、グローバル化にさらされた現代社会は、病者のみならず健康であるものにさえ「健康でなければ国民としての責務を果たせなくなり排除されていく」不安をあおっています。国家が求める客観的な健康観に従い、弱者を切り捨てながら生きていくことが本当に健康な社会なのでしょうか。ＥＢＭによる医療と健康不安と疎外感という負のスパイラル（図２）を埋め込まれた我々はどう対処すればよいのでしょう。私たち自身が求めなくてはならない健康とはいったいどのようなものなのでしょうか。精神科医のＷ・ミラーは健康を次のように述べています。

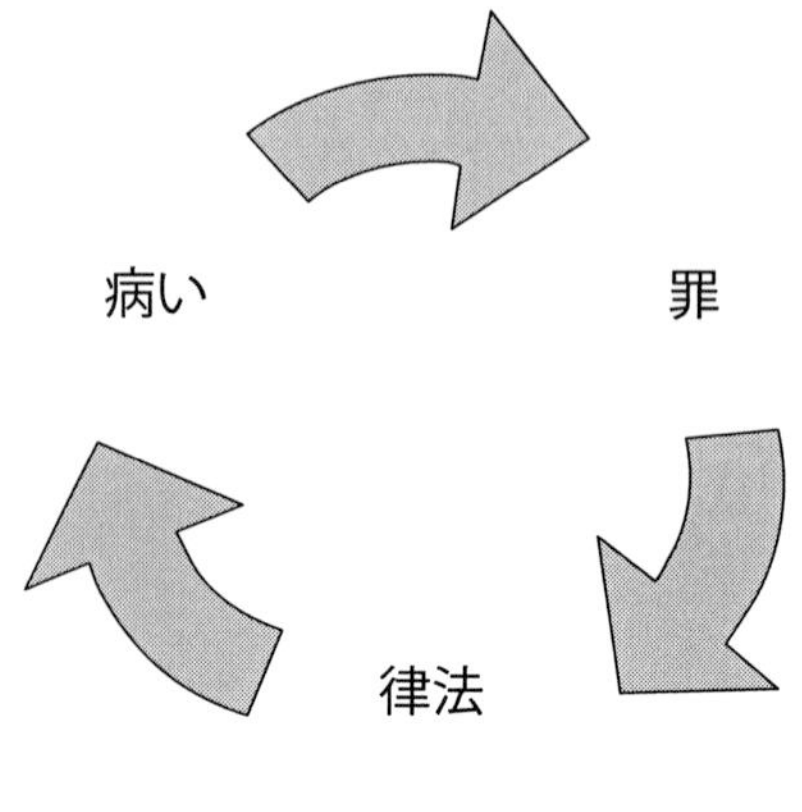

図１　イエスの時代の病いによる呪縛モデル

健康とは、人格や性格、幸福と同じように複雑で多面的な概念をもち、高い機能性を持ちながら不健康な人もい

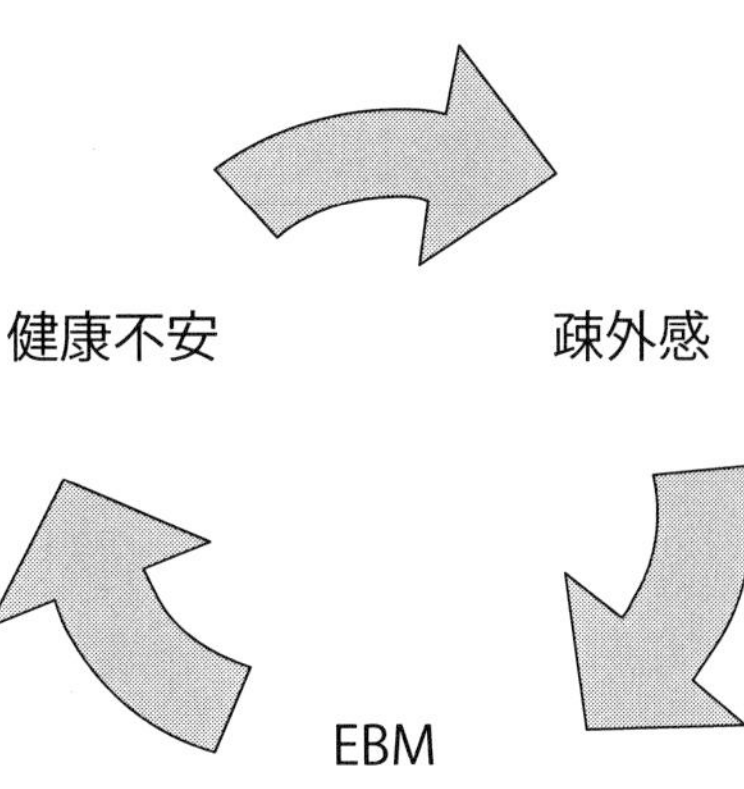

図２　現代社会の健康不安による呪縛モデル

れば、大きな障害を持ちながら大きく成長する人が居るように個人其々の人生観に対する広い主観的展望をもって考えなくてはならない。

このような主観的な健康が認められ、尊重される社会を築き上げることが今望まれています。イエスがグローバル化の進むイスラエルで心を病んでいたゲラサの人に、新しい視線を投げかけたように、健康不安に怯える人々に新しい視線を提供する方策が必要となってきています。

八　スピリチュアリティ・心理学・宗教が示す新しい方向性

健康な人間でなければ社会から疎外されてしまうという、人間の存在を根底から揺るがすような不安から我々が救われるには、どのようなケアが望まれているのでしょうか。人間が人間らしく主観的に健康に生きていく為には何が必要なのでしょうか。

近年、アメリカの心理学の分野ではポジティブ心理学という分野が開拓されています。そこでは従来の心理学が、障がいや弱さのための学問となっていることに対しての疑問が投げかけられ、心理学が目指したものはそれだけではなく、人間の優れた機能（human strength）についても研究すべきであると提唱されています。アメリカ心理学会会長のM・セリグマンは9・11以降のアメリカの心理学のあり方を次のように述べています。

同時多発テロは、被害者やその家族を失意のどん底におとしいれたが、あの日以降、私はますます「ポジティブ心理学」の重要性を確信するようになった。ただ苦悩を和らげるだけでは、苦しみ、落ち込み、自暴自棄になっている人びとを、本当の意味で救うことはできない。人はどん底にあっても、美徳や誠実さ、さらには生きる目的や価値を、必死になって求めている。何か問題が起きたときに本当に必要なのは、苦しみを理解して和らげることではなく、幸せを理解し築きあげることである。

これまで疾病不安に対応してきた医療は、多くの疾病に対して、革新的な治療技術の向上によって、癒しや救いをもたらしました。しかし健康という領域にまで踏み込んで人々の心を支配する現代社会においては、痛みを取り除くことに特化したケアでは限界があります。「健康」であることを人間の責務と捉えるような社会において、求められているケアは、一つひとつの「いのち」が大切に扱われているという実感を与えるものでなければなりません。

ポジティブ心理学の分野では、心理的ペインを取り除くのではなく、人間が本来、兼ね備えている強さ（strength）を引き出すことにケアの視点が移行し、患者の痛みを癒すだけではなく、患者それぞれのポジティブな特性を引き出し、築き上げることを目指しています。このような新しい心理学が示すケアの方法論は宗教的ケアにおいても、十分に取り入れることが可能でしょう。宗教者は、これまでのように人間の持つ罪責感という魂の痛みをケアするだけではなく、これまで以上に人間の持つ生命の尊厳性（sanctity）の問題を考えなければならないのです。医療が革新的に進歩する中で、生命倫理の問題に対して、既存の宗教は答えを見出せなくなっています。様々な問題を抱える現代の医療現場で、宗教に頼らざるを得ない患者に対して、既存の宗教は寄り添えなくなっています。近年の医療現場においてはQOL（Quality of Life）を求める動きが活発ですが、宗教的な領域からは、さらに「いのち」の持つ尊厳の輝かしさ・希望としてSOL（Sanctity of Life）について、もっと議論を重ねていかなければならないでしょう。

そして同じようにスピリチュアリティの領域においても、スピリチュアリティというものが、人間の生得的に備わったものであり、スピリチュアリティの源である「いのち」の一つひとつが尊重されなければなりません。その中で注意しなければならないことは、現代医療や社会が追求している問題解決型の方法論をスピリチュアルケアの中に持ち込まないようにしなければならないことです。もし我々が人間のスピリチュアリティを標準値という尺度で計り、そこからペインを抽出し、ケアをしなければならないと考えるならば、スピリチュアルケア自身も現代社会がもつ落とし穴にはまってしまいます。医療現場や現代社会が求めている健康観や価値観でスピリチュアルケアを考えないようにしなければなりません。新しい心理学が人間の心が本来持っている強さ（strength）を引き出すことに主眼を置くように、スピリチュアリティの領域において、我々は、一人ひとりの人間が本来持っている魂の力を、人間の幸福を掴みとる能力(serendipity)[注1]として引き出すことが必要となってくるでしょう。現代社会におけるスピリチュアルケアにとって大切なことは、社会が求める規範的な幸せをスピリチュアリティの領域で提示することではありません。その人が自らの「いのち」をその人らしく生きていく力、自らの幸せを掴みとる能力が、その人自身に備わっていることを提示することが、現代のスピリチュアルケアに求められていることなのです。

九　おわりに

現代社会が持つ様々な問題を指摘し、イエスが行なったケアを人間解放運動としてのスピリチュアルケアとして捉えながら、いかにして現代社会においてスピリチュアルケアが為されるべきかを考えてきました。しかしスピリチュアリティ、スピリチュアルケアの分野では、まだまだ考えなくてはならないことが山積しています。特に健康領域にまで侵犯してきた「健康な人間でなければ社会から取り残される」という不安を解決する為には、スピリチュアルケアは心理学や宗教など、学際的に他の領域と関連しあいながら、「いのち」の持つ豊かさを主張することによって解決策を示すことが必要です。なぜならスピリチュアルケアとは、一つひとつの「いのち」の問題に真摯に向きあう態度そのものだからです。

これまで私たちは、えてしてそれぞれ単独の学問領域で、痛みを取り去るという内向きの視線によってケアを捉えてきました。しかしこれからは、多くの学問領域が協力しあいながら、人間存在の根幹にある「いのち」の豊かさや力強さとは何なのかについて、問い直すことが必要となってきています。グローバル化の中で益々孤独になり、痛みや不安を抱える人たちは、誰彼ではなく「今、私のこの〈いのち〉が大切に扱われる」ことを求めています。実際には、現場で苦しむ人々に対して、面と向かって希望や喜びを宣べ伝えることは、多くの困難を伴うでしょう。しかし、健康な人間でなければ十全な生活を送ることが出来ないような社会に変容しようとしている今、我々は、その困難に屈することなく、スピリチュアルケアを一つひとつの〈いのち〉に向きあう態度と捉え、その〈いのち〉の豊かさを掴み取る力をすべての人間が生得的に備えていることを伝えていかなければならないのです。

【注】

注1　serendipity:（偶然に）ものをうまく見つけ出す能力、掘り出し上手【小学館『ランダムハウス英和大辞典第2版』】

【参考文献】

芦名定道・土井健司・辻学共著『現代を生きるキリスト教――もうひとつの道から』教文館、二〇〇四年。

窪寺俊之「牧会と牧会カウンセリング」牧田吉和編『福音主義神学における牧会』いのちのことば社、二〇〇三年。

窪寺俊之『スピリチュアルケア学序説』三輪書店、二〇〇四年。

島井哲志〔編〕『ポジティブ心理学』ナカニシヤ出版、二〇〇六年。

セリグマン・M『世界でひとつだけの幸せ』アスペクト、二〇〇四年。

滝澤武人『マルコの世界――イエス主義の源流』日本基督教団出版局、二〇〇一年。

藤野豊『日本ファシズムと優生思想』かもがわ出版、一九九八年。

藤野豊『強制された健康――日本ファシズム下の生命と身体』吉川弘文館、二〇〇〇年。

William R. Miller/Carl E. Thoresen, Spirituality and Health, in William R. Miller ed. *Integrating Spirituality into Treatment*, Washington DC: American Psychological association, 1999.

【著者紹介】 執筆順（※は編者）

窪寺俊之（くぼてら　としゆき）※

一九三九年生まれ。聖学院大学大学院客員教授、博士（人間科学）。日本スピリチュアルケア学会理事、日本臨床死生学会常任理事。専門はスピリチュアルケア学、牧会カウンセリング。著書『スピリチュアルケア入門』『スピリチュアルケア学序説』『スピリチュアルケア学概説』『スピリチュアルケア研究』、翻訳『魂への配慮』（D・D・ウイリアムズ）『看護の中の宗教的ケア』（S・フィッシュ、共訳）。

平林孝裕（ひらばやし　たかひろ）※

一九六三年生まれ。関西学院大学国際学部教授・宗教主事。専門は宗教哲学、西洋宗教思想、北欧の思想文化。著書『愛を考える――キリスト教の視点から』（編・著、関西学院大学出版会）、『デンマークの歴史・文化・社会』（共編・著、創元社）、『日本におけるカール・バルト――敗戦までの受容史の諸断面』（共著、新教出版社）、『よくわかるクリスマス』（共著、教文館）。

谷山洋三（たにやま　ようぞう）

一九七二年生まれ。東北大学大学院文学研究科准教授。博士（文学）。専門は臨床死生学。日本スピリチュアルケア学会評議員。日本仏教看護・ビハーラ学会理事。日本死の臨床研究会常任世話人。日本ホスピス・在宅ケア研究会評議員。日本臨床宗教師会事務局長。臨床スピリチュアルケア協会代表。真宗大谷派僧侶。著書『医療者と宗教者のためのスピリチュアルケア』（中外医学社）、『人は人を救えないが、癒やすことはできる』（河出書房新社）ほか。

伊藤高章（いとう　たかあき）

一九五六年東京生まれ。上智大学大学院実践宗教学研究科死生学専攻教授、上智大学グリーフケア研究所教育担当副所長、北里大学医学部客員教授、聖路加国際大学大学院看護学研究科非常勤講師。日本スピリチュアルケア学会理事・事務局長、日本自殺予防学会評議員。専攻は臨床スピリチュアルケア、臨床宗教教育。

義平雅夫（よしひら　まさお）

一九六四年生まれ。日本聖公会司祭。桃山学院中学校高等学校チャプレン。日本聖公会大阪聖アンデレ教会牧師。医療法人聖愛会松山ベテル病院元チャプレン。大学職員として勤務後、関西学院大学神学部三年次編入、関西学院大学大学院神学研究科博士課程前期課程修了（旧約聖書学専攻）。聖路加国際病院緩和ケア病棟にて臨床牧会訓練受講。

赤刎正清（あかはね　まさきよ）

一九六二年生まれ。関西学院大学神学研究科博士課程後期課程単位取得退学。専門は牧会カウンセリング。現在、日本基督教団花の峯伝道所主任担任教師、日本基督教団光明園家族教会協力牧師。社会医療法人生長会府中病院臨床スピリチュアルケアカウンセラー。堺看護専門学校講師。

続・スピリチュアルケアを語る
医療・看護・介護・福祉への新しい視点（オンデマンド版）

2009年4月25日初版第一刷発行
2019年8月10日オンデマンド版発行

編著者　窪寺俊之・平林孝裕

発行者　田村和彦
発行所　関西学院大学出版会
所在地　〒662-0891
兵庫県西宮市上ケ原一番町1-155
電　話　0798-53-7002

印　刷　㈱デジタルパブリッシングサービス

Printed in Japan by Kwansei Gakuin University Press
ISBN 978-4-86283-288-7